中医专科专病
临床技能提升丛书

图解妇科常见病
中医外治法

主　编◎王诗源　尹永田

中国健康传媒集团
中国医药科技出版社

内 容 提 要

本书系统介绍了常见妇科病的中医外治法，主要包括药物外治法和针刺治疗、推拿疗法、督灸疗法、耳穴疗法、敷贴疗法、灸法、脐疗技术等非药物外治法，并且侧重介绍了外治法在月经病、带下病、妊娠病、产后病等具体疾病中的应用。全书内容丰富，图文并茂，语言通俗易懂，实用性强，可供从事妇科疾病的中医临床、教学、科研工作者及中医爱好者阅读参考。

图书在版编目（CIP）数据

图解妇科常见病中医外治法 / 王诗源，尹永田主编 . — 北京：中国医药科技出版社，2023.7
（中医专科专病临床技能提升丛书）
ISBN 978-7-5214-2938-1

Ⅰ.①图… Ⅱ.①王…②尹… Ⅲ.①妇科病—外治法—图解 Ⅳ.① R271.1-64

中国版本图书馆 CIP 数据核字（2022）第 030821 号

美术编辑 陈君杞
版式设计 也　在

出版　**中国健康传媒集团** | 中国医药科技出版社
地址　北京市海淀区文慧园北路甲 22 号
邮编　100082
电话　发行：010-62227427　邮购：010-62236938
网址　www.cmstp.com
规格　710×1000 mm $\frac{1}{16}$
印张　11
字数　213 千字
版次　2023 年 7 月第 1 版
印次　2023 年 7 月第 1 次印刷
印刷　三河市万龙印装有限公司
经销　全国各地新华书店
书号　ISBN 978-7-5214-2938-1
定价　**45.00 元**

获取新书信息、投稿、为图书纠错，请扫码联系我们。

编委会

前 言

清代外治法大家吴尚先在《理瀹骈文》中指出"外治之理，即内治之理，外治之药，亦即内治之药，所异者，法耳"。外治法与内治法相比，具有"殊途同归，异曲同工"之妙，对"不肯服药之人，不能服药之症"，更能显示出其治疗之独特，故有"良丁不废外治"之说。

中医妇科外治法建立在中医外治法基础上，结合中医妇科学诊疗特点而形成的。妇女具有经、带、胎、产特殊的生理周期，历代医家都十分重视妇科疾病的治疗与防治。妇科外治法是中医妇科疾病治疗与防治的重要手段，其历史悠久，可追溯至汉代，历代医家对中医妇科外治法不断补充和完善，成为中医妇科疾病治疗防治不可或缺的治疗方式。

本书总结妇科名家及本书作者长期积累的外治技巧和临证经验，深入挖掘民间行之有效的妇科外治方法，广泛查阅古代医籍及近现代文献记载的大量中医妇科外治技术，对常见妇科经、带、胎、产、杂病的外治法进行系统整理归纳，详述操作方法、注意事项，可供妇科临床医师、基层医师及全科医师临证学习、参考和应用。

请注意，本书所收录的部分外治法，如针刺解剖结构复杂的部位，禁忌刺，以及特殊穴位的刺激等均需在专业人士的指导下进行，非专业人士不可盲目操作。

由于时间有限，书中难免存在疏漏和不当之处，敬请批评指正。

编者
2023 年 5 月

目 录

1

总论

第一章　中医妇科外治法发展简史

妇女具有经、带、胎、产特殊的生理周期，历代医家都十分重视妇科疾病的治疗与防治，如《史记·扁鹊仓公列传》就有春秋战国时期的名医扁鹊诊治中医妇科疾病的记载。妇科外治法历史悠久，可追溯至汉代，在千年的历史发展过程中，历代医家对中医妇科外治法不断补充和完善，成为中医妇科疾病防治的重要手段。了解它的发展概况，对弘扬民族传统文化，进一步研究、发掘中医妇科外治疗法、方药，有重要的意义。

中医妇科外治法建立在中医外治法基础上，结合中医妇科学诊疗特点而形成。东汉末年，医学家开始对中医外治法进行系统性论述，标志着中医妇科外治法理论体系的形成和确立。其中贡献最大的是东汉名医张仲景，张仲景被后世称为"医圣"，其创立的"辨证论治"诊疗原则一直应用至今，是中医学最重要的基本特点之一。张仲景所著的《金匮要略》中专列《妇人妊娠病脉证并治》等3篇内容，阐释诸如妊娠呕吐、闭经、流产等妇科疾病的脉症变化及治疗方药。《金匮要略·妇人杂病脉证并治》中就有外治法治疗妇科病症的记载，如外洗阴户、阴中纳药和肛门导入等。并详细地描述了冲洗药物、坐药的制作、使用方法，实开后世妇科外治之先河。

唐宋时期中医学理论进一步巩固完善，当时的医学家对前人的经验进行总结，官方设立妇科专科，同时存世的妇科学专著也较多。其中最为完备的是陈自明所著的《妇人大全良方》，本书引述了多种医书，分别对胎儿发育状态、妊娠诊断、孕期卫生、孕妇用药禁忌、妊娠期特有疾病、多种难产、产褥期护理及产后病证，都做了详细论述。在治疗上，陈自明广泛地应用"下病上取"的吹药入鼻的外治方法来治疗"宫寒不孕""倒经""产后衄血"等病，也用摩背令热，涂药于背，治疗产后咳嗽、噫气等。该书所收外治方达70首之多，所治病种20余种，极大地丰富了妇科外治的内容，为妇科外治自成体系奠定了基础。

金元时期，天下不太平，战争频繁，民不聊生，疾病丛生。因此涌现了许多医家，其中最著名的有四个人，分别是刘完素、张从正、李东垣、朱丹溪，这四人合称金元四大家。虽然金元四大家对中医妇科学的发展至关重要，但是他们在妇科外治方面发挥却不多。时至明清时期，妇科名家辈出，著述颇多。王化贞所著之《产鉴》记载了复方贴脐治转胞、椒澄茱萸汤熏淋外阴治疗冻产，同时所述冻产原因及预防措施，是现代产科值得借鉴的。

吴师机所著《理瀹骈文》，总结清代以前千余年历代医家经验，使外治法从经验逐步上升到理论。该书成为我国医学史上第一部外治专书，从而也确立了"内病外治"这一方法在整个医疗实践中的地位。对于妇科病治疗，该书补前人所未备，列出了治疗妇科各期病证的膏药19首，采用熏、熨、洗、敷等法10余种，所治妇科病多达30余种，因而也极大地丰富了妇科外治的内容。

近现代妇科外治法广泛借鉴现代技术，有所发展，如针灸、贴敷、热熨、熏洗、中药离子导入、宫腔内注入、输卵管介入、保留灌肠、穴位注射、激光照射、光子治疗等，为中医治疗妇科病开辟了多方法、多途径的新思路，不仅可达到杀虫、止痒、解毒、消肿、排脓、生肌、止血、止痛、止带、祛寒等功效，也减少了药物对胃肠道和肝肾的不良反应。并总结妇科药物外治法的使用原则：①所有外用制剂必须按标准制备，消毒后使用，所有自煎外用中药制剂，必须煮沸20~30分钟以上备用。②治疗部位应常规清洁或消毒，并防止烫伤和过敏。③月经期、妊娠期、新产后宜慎用外治法，特殊需要者除外。④强调局部外治与全身调治相结合，突出辨证论治的原则。⑤国药准字号妇科外用药物，应按说明书使用。

第二章　中医妇科外治法理论基础

中医妇科外治法的原理根植于中医理论和实践，这基于中医学理论广阔而深厚的内涵。中医外治法实际是"内病外治"的方法，其中医理论基础是"整体观念"。

整体观念是中医学关于人体自身的完整性及人与自然和社会环境统一性的认识。整体观念包含三个主要内容，分别是人体自身的完整性，人与自然环境的统一性和人与社会环境的统一性。整体观念是古代贤哲对生活生产长期观察的结果，是"天人相应"思想的集中体现，在中医学奠基之作《黄帝内经》中的许多篇章都有体现，它作为中医学的最基本特点贯穿于中医学理、法、方、药始末。

人体自身的完整性，换句话就是说人是一个有机整体。完整性就是由其组成部分以一定的联系方式构成的，任何事物都是由各种要素以一定方式构成的统一整体。通俗地讲，一个人是一个整体，但这个人有心、肝、脾、肺、肾、皮肤、骨骼等各个组织，这些组织的共同存在保证了这个人可以生存。但是把人这个整体肢解开来，把各个组织拿出来，然后再拼起来，放在一起，它组成的东西却不是人，因为没有新陈代谢，没有生命，虽然其中各个部分都没变但破坏了人的完整性及各组织之间的联系。

一个人能成为一个健康的人，就应该具备生理功能的整体性。中医学认为人体是一个内外联系、自我调节和自我适应的有机整体，人体由若干个脏腑组织官窍组成，各个脏腑组织官窍都有不同的结构和功能，但他们不是孤立的、肢解的，而是相互联系、相互为用的，所以各个组织官窍实际上是人体整体结构的一部分，各个脏腑形体组织的功能，实际上是整体功能的一部分。

当内在脏腑气血发生了病理性变化，也会通过这种整体联系表现在人的表面。如有的人大怒伤肝，中医学肝藏象具有调节气机、贮藏血液的功能，大怒损伤肝气我们没法用肉眼直接观察，但它会表现为腹胀、头胀痛、面红目赤等可以察觉到的症状，我们可以通过这种外在表现来逆推内里脏腑气血的变化，中医学称之为"有诸内，比形之于外"。

人体在生理病理上存在内外联系，因此在治疗上必存在联系。中医学可以从整体和内脏调治局部与外在病变，如心开窍于舌，心与小肠相表里，则口舌生疮多由心与小肠火盛所致，故可通过清内里火热的方法治疗外在的口疮。同时也可以通过外在局部实施，治疗内里发生的病变，如患者大便糖稀、晨起腹泻，中医学认为这是肾阳虚衰的表现，其病虽发于里，但可以通过艾灸巅顶的百会穴、后背的肾腧穴、腿部的足三里穴进行治疗，人体阳气得温、肾阳得充、脾胃健运、泄泻自愈，即通过外部治疗内里的疾病，因此中医外治法是中医治疗中十分重要的手段，正如《黄帝内经》所述："经脉者，所以能决生死，处百病，调虚实，不可不通。"中医学外治法治疗疾病的原理即是如此。

中医妇科学有着同样的认识，女性具有经、带、胎、产特殊的生理周期，这些生理周期是内在脏腑的外在表现，主要和肝、脾、肾三脏以及冲脉、任脉、带脉有关。《黄帝内经》中说："女子七岁，肾气盛，齿更发长；二七而天癸至，任脉通，太冲脉盛，月事以时下，故有子；三七，肾气平均，故真牙而生长极；四七，筋骨坚，发长极，身体盛壮；五七，阳明脉衰，面始焦，发始堕；六七，三阳脉衰于上，面皆焦，发始白；七七，任脉虚，太冲脉衰少，天癸竭，地道不通，故形坏而无子也。"中医学认为，女子生长发育以七年为一个周期，女子到了七岁，肾气已经充盛，牙齿更换，头发生长十分迅速；十四岁时肾气充盛到一定程度，会产生一种叫天癸的物质，这种物质类似于西医学中的雌性激素，天癸可以促进女性发育成熟，任脉通畅，太冲脉旺盛，这时候月经就按时行动，所以能怀孕生育；二十一岁，肾气充满，智齿长出，生长发育期就结束了；二十八岁，这是身体最强壮的阶段，筋肉骨骼强健坚固，头发长到极点；到了三十五岁，身体开始衰老，首先是阳明脉衰退，面容开始枯焦，头发也会堕脱；四十二岁，上部的三阳脉衰退，面容枯焦槁悴，头发开始变白；到了四十九岁，任脉空虚，太冲脉衰微，天癸枯竭，月经断经，所以形体衰老，不再有生育能力。所以女子经带胎产的生理功能是内在脏腑经络总体调节的结果，内在脏腑的生理功能紊乱是导致妇科疾病的内在根本。

根据前文所述的整体观念，当内在脏腑病变，导致外在的女性生理周期紊乱，我们一方面可以通过内服汤药调理脏腑气血，另一方面可以用外治法刺激穴位、梳理经脉、治疗内在疾病，这就是中医妇科外治法的中医理论根据。

第三章　中医妇科疾病辨证论治

不同的中医妇科疾病应该选择怎样的外治方法？选择的依据是什么？这依赖于中医学的辨证论治。辨证论治是中医学的基本特点之一，也是中医学临床诊疗特点。那么什么是辨证论治？为什么要辨证论治？它有什么特点呢？我们要先掌握三个重要概念。就是病证症。

病就是疾病，是指治病邪气侵袭机体，人体正气与之抗衡而引起的阴阳失调、脏腑组织损伤或生理功能障碍的一个完整的生命过程，它反映了疾病的总体属性、特征和规律。从小到大人们肯定得过病，感冒、腹泻都是疾病，是一个从发生发展到结束的整体过程。

不同的病都有不同的症状，如感冒会有鼻塞流涕、打喷嚏等，腹泻会有腹痛、便溏、恶心、呕吐等。疾病过程中表现出来的个别的、孤立的现象，可以是患者异常的主观感觉或行为，也可以是医生通过检查发现的异常征象。患者异常的主观感觉或行为，比如怕冷、腹痛是患者自己的感觉，称之为症状，而医生通过检查发现的异常征象，比如人面色红赤、脉象浮华，称之为体征。症状和体征统称为症。

而证是指证候，这是中医的专有名词，是指疾病过程中某一阶段或某一类型的病理概括，由一组相对、固定、有内在联系、能揭示疾病病变本质的症状和体征构成，是对疾病某一阶段本质的认识。可见，证候是疾病过程中某一阶段或某一类型的病理概括，他在疾病过程当中，就说明病包含着证，证又是由症状和体征构成，那么证就包含症。疾病是一个过程，在发生发展过程中是不断变化的，拿最简单的例子来看，当人们感冒吃药的时候会发现，有风寒感冒颗粒、风热感冒颗粒等，这就说明感冒这个疾病至少可以分为风寒、风热等几个类型，风寒感冒会表现出发热恶寒、无汗、流清鼻涕这样一组症状，风热感冒会表现出发热有汗、咽痛、流黄鼻涕这样一组有别于风寒感冒的症状，这里的风寒和风热都有不同的症状组成，他们反映了感冒这个疾病的某一个阶段或某一个类型，这就是证。其他的疾病也是这样，如腹痛可能因为着凉风、寒邪侵袭所致，或者生气、肝郁乘脾所致，这里的寒邪侵袭、肝郁乘脾都是腹痛疾病的不同分型，都是证候。

中医学治疗疾病主要是从证候入手的，比如风寒感冒的患者，我们根据风寒证候的特点，给予辛温发散药治疗；风热感冒的患者，我们根据风热证候的特点，给予辛凉发散药治疗。所以在临床过程中，处方用药的前提是辨别证候，辨别症候的准确与否，直接关系到处方用药的效果。

辨证就是辨别证候，是以中医学望、闻、问、切四诊所获得的资料（症状和体征）进行综合分析，明确病变本质，确立为何种证候的思维和实践过程。辨证用通俗的话来说就是根据这一个个的症状来确定疾病的证候。论治又称施治，是根据辨证的结果，确定相应的治疗方法的过程。辨证和论治是诊治疾病过程中相互联系不可分离的两部分。无论是药物治疗，还是针灸治疗，还是其他外治疗法都需要遵守辨证论治的原则，治疗方剂、治疗方法确立以后，从方剂里的几味药、治疗的方法回过头来又体现辨证的结果。因此辨证是论治的前提和依据，论治是辨证的实践与检验。

如果不同的疾病在其发展过程中出现了相同的证候，则采取的治疗方法大致相同，如乳腺增生、子宫肌瘤、月经量少等不同的疾病，在其发展过程中都出现胁肋胀痛、心烦急躁、头胀头痛，并伴有因情志刺激加重等特点，中医辨证为肝气郁结，则皆可用疏肝解郁法进行治疗。这种不同疾病因为证候相同，而采取大致相同的治疗方法的过程称为异病同治。反过来，正如感冒这一疾病因风寒、风热之分而导致治疗方法不同，这种如果相同的疾病因证候不同而采取不同的治疗方法，中医学称为同病异治。

中医妇科外治法运用过程中也要认真辨别证候选用合适的治疗方法，相关疾病的辨证要点和方法见各论。

第四章　中医妇科外治法的常用方法

中医外治是以突出"中医外治"为特色的中医药治疗方法，中医外治疗效独特、作用迅速、历史悠久，具有简、便、廉、验之特点。常用的中医外治法包括针灸、按摩、熏洗、针刀、敷贴、膏药、脐疗、足疗、耳穴疗法、物理疗法等百余种方法。治疗范围遍及内、外、妇、儿、骨伤、皮肤、五官、肛肠等科，与内治法相比，具有"殊途同归，异曲同工"之妙，对不便于服药，或需辅助疗法的患者，更能显示出其治疗之独特，故有"良丁（高明的医生）不废外治"之说。

第一节　耳穴治疗

耳穴并非中医传统外治法，而是根据现代科学全息理论新发现的一种外治方法，是对中医学的继承和发展。由于耳穴操作方便，易于学习，已成为现在流行的一种外治方法。所谓耳穴就是分布于耳廓上的腧穴，也叫反应点、刺激点。当人体内脏或躯体有病时，往往会在耳廓的一定部位出现局部反应，如压痛、结节、变色、导电性能等。利用这一现象可以作为诊断疾病的参考，或刺激这些反应点（耳穴）来防治疾病。

耳穴治疗是中医学整体观念的延伸，也是现代全息理论在中医学中的应用。整体观念认为人的内在脏腑，内在疾病都可以反映到外在局部。比如大家熟知的中医学舌诊和脉诊，人的舌头是整体的局部，但是在这个舌头上又可以划分为五个区域，舌尖为心区域、舌尖两侧是肺区域、舌中央为脾区域、舌两侧为肝区域、舌根为肾区域，脉诊也是如此。中医就是根据具体局部的不同部位的变化来判断内里疾病的。

全息理论也有类似认识，从胚胎学观点看，每一个机体包括成体都是由若干全息胚组成的。任何一个全息胚都是机体的一个独立的功能和结构单位；或者说，机体的一个相对完整而独立的部分，就是一个全息胚。在每个全息胚内部镶嵌着机体各种器官或部位的对应点，或者全息胚上可以勾画出机体各器官或部位的定位图谱，简单来说即局部反映整体。如人的第二掌骨侧缘就有反应整体状况的反应点，假若患者胃胀，可用拇指按揉一侧第二掌骨侧缘中点（胃反应点），会有明显酸胀疼痛感，而胃胀会明显减轻，临床验证应用良好。

　　人的耳朵也是如此，全息理论认为人的耳朵是一个倒置的胎儿，全身器官在上面均有反应点。当机体出现问题，相应的反应点可见明显压痛、起皮、丘疹等现象。耳穴分布规律与面颊相应的穴位在耳垂；与上肢相应的穴位在耳周；与躯干相应的穴位在对耳轮体部；与下肢相应的穴位在对耳轮上，下脚；与腹腔相应的穴位在耳甲艇；与胸腔相应的穴位在耳甲腔；与消化道相应的穴位在耳轮脚周围等。（图 4-1-1）

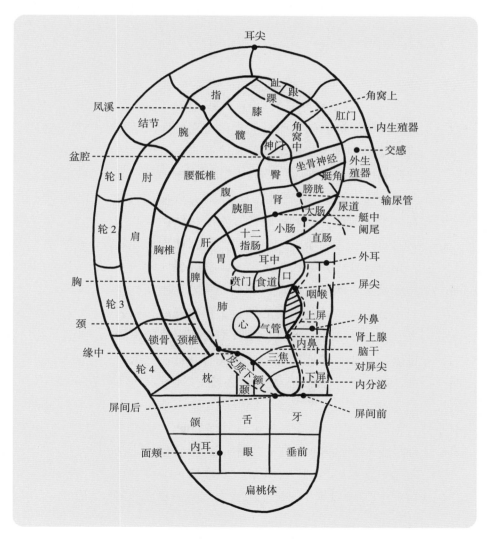

图 4-1-1　耳穴图

耳穴一般用中药王不留行籽敷贴（图4-1-2），也可用白芥子、急性子、绿豆等。先行常规消毒，左手托住耳廓，右手用止血钳将黏有上述圆形颗粒物的胶布对准所选耳穴贴压，并用手指轻压耳穴1~2分钟。一般留压3天，每天上、下午由患者自行轻压敷贴部位各1次，每次1分钟左右。

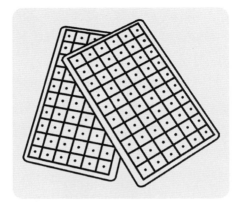

图 4-1-2　王不留行籽耳穴贴

第二节　艾灸治疗

灸法古称"灸焫"，又称艾灸，历史悠久，在《黄帝内经》中就有相关记载。指以艾绒为主要材料，点燃后直接或间接熏灼体表穴位的一种治疗方法。也可在艾绒中掺入少量辛温香燥的药末，以加强治疗作用。该法有温经通络、升阳举陷、行气活血、祛寒逐湿、消肿散结、回阳救逆等作用，并可用于保健。纯艾条和加入药物的药艾条在市面药店中均可买到。

早在春秋战国时期，人们就已经开始广泛使用艾灸法，如《庄子》中有"越人熏之以艾"，《孟子》中也有"七年之病求三年之艾"的记载。历代医学著作中更比比皆是。灸法能激发、提高机体的免疫功能，能够活跃脏腑功能，旺盛新陈代谢，产生抗体及免疫力，增强机体的抗病能力。所以长期施行保健灸法，能使人身心舒畅、精力充沛、祛病延年。施灸对于血压、呼吸、脉搏、心率、神经、血管均有调整作用，能使白细胞、血红蛋白、红细胞、血小板等明显增高、胆固醇降低、血沉沉降速率减慢、凝血时间缩短，对血糖、血钙以及内分泌系统的功能也有显著的调节作用。

艾灸法分为艾炷灸、艾条灸、温针灸，由于艾炷灸和温针灸操作需要专业培训，家庭中少用，但艾条灸因为操作简便、成本低、疗效好的特点，已走进百姓家庭。常用的施灸方法有温和灸、回旋灸和雀啄灸。

温和灸施灸时将艾条的一端点燃，对准应灸的腧穴部位或患处，距皮肤2~3cm左右，进行熏烤。熏烤使患者局部有温热感而无灼痛为宜，一般每处灸5~7分钟，至皮肤红晕为度。对于昏厥、局部知觉迟钝的患者，医者可将中、食二指分开，置于施灸部位的两侧，这样可以通过医者手指的

感觉来测知患者局部的受热程度，以便随时调节施灸的距离，并防止烫伤。（图4-2-1）

回旋灸是指将燃着的艾条在穴区上方作往复回旋移动的一种艾条悬起灸法。本法能给以较大范围的温热刺激。回旋灸的艾条，一般以纯艾条，即清艾条为主，近年来，临床上也有用药艾条施灸，取得较好的疗效。其中，报道较多的为赵氏雷火灸法，以独特的配方研制成的药艾条作回旋灸，用于治疗某些五官科及妇科病证。（图4-2-2）

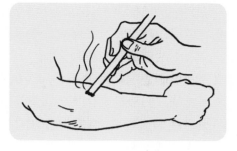

图4-2-1 温和灸

雀啄灸施灸时，将艾条点燃的一端与施灸部位的皮肤并不固定在一定距离，而是像鸟雀啄食一样，一上一下活动地施灸。另外也可均匀地向上、下或左、右方向移动，或作反复地旋转施灸。（图4-2-3）

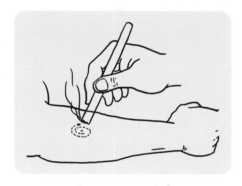

图4-2-2 回旋灸

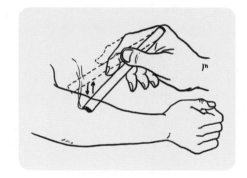

图4-2-3 雀啄灸

第三节 穴位贴敷治疗

穴位贴敷疗法，是以中医经络学说为理论依据，把药物研成细末，用水、醋、酒、蛋清、蜂蜜、植物油、清凉油、药液甚至唾液调成糊状，或用呈凝固状的油脂（如凡士林等）、黄醋、米饭、枣泥制成软膏、丸剂或饼剂，或将中药汤剂熬成膏，或将药末散于膏药上，再直接贴敷穴位、患处（阿是穴），用来治疗疾病的一种无创痛穴位疗法。它是中医治疗学的重要组成部分，是我国劳动人民在长期与疾病作斗争中总结出来的一套独特的、行之有效的治疗方法，它经历了无数次的实践、认识、再实践、再认识的发展过程，有着极为悠久的发展历史。

穴位贴敷法既有穴位刺激作用，又通过皮肤组织对药物有效成分的吸收，发挥明显的药理效应，因而具有双重治疗作用。凡是临床上有效的汤剂、方剂，一般都可以熬膏或为研末用作穴位贴敷来治疗相应疾病。穴位贴敷疗法的穴位选择与针灸疗法是一致的，也是以脏腑经络学说为基础，通过辨证选取贴敷的穴位，并力求少而精。此外，还应结合选择距离病变器官、组织，最近、最直接的穴位贴敷药物；选用阿是穴（疼痛点）贴敷药物；选用经验穴贴敷药物，如吴茱萸贴敷涌泉穴治疗小儿流涎、威灵仙贴敷身柱穴治疗百日咳等。

根据所选穴位，采取适当体位，使药物能敷贴稳妥。贴药前，定准穴位，用温水将局部洗净，或用乙醇棉球擦净，然后敷药。对于所敷之药，无论是糊剂、膏剂或捣烂的鲜品，均应将其很好地固定，以免移动或脱落，可直接用胶布固定，也可先将纱布或油纸覆盖其上，再用胶布固定。目前有专供贴敷穴位的特制敷料，使用及固定都非常方便。如需换药，可用消毒干棉球蘸温水、各种植物油或石蜡油，轻轻揩去黏在皮肤上的药物，擦干后再敷药。

一般情况下，刺激性小的药物，每隔 1~3 天换药 1 次，不需溶剂调和的药物，还可适当延长至 5~7 天换药 1 次；刺激性大的药物，应视患者的反应和发泡程度确定贴敷时间，数分钟至数小时不等，如需再贴敷，应待局部皮肤基本正常后再敷药。对于寒性病证，可在敷药后，在药上热敷或艾灸。

第四节　手部治疗

手部疗法和耳穴一样，也是现代全息理论在中医学中的应用，手部疗法是通过手部的经穴、经外奇穴、手部全息反应区等部位，进行按摩、手浴等不同形式的刺激，以疏通经络、活气血，达到养生保健、防治疾病之目的。中医理论认为人体是一个有机的整体，各脏腑之间，内脏与体表之间均有密切关系，而手部是各条经络的起止点，因此全身的信息均可以在手掌中表现出来。（图 4-4-1）

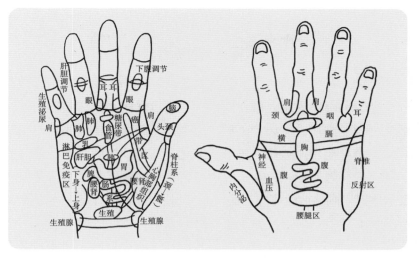

图 4-4-1　手疗分区

第五节　足部治疗

　　足疗的历史十分悠久，人的足部虽小，但是有一番大天地，人体全身有十四条分布穴位的经脉，即十二正经和任脉、督脉，上面总共 360 个穴位，单在足部就有 60 个穴位，占总数的 1/6。且足部是多条经脉的起始部位，对足部进行外治，可以调理全身。（图 4-5-1）

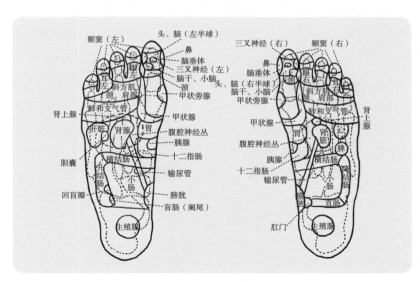

图 4-5-1　足疗分区

第六节　刮痧治疗

刮痧是以中医经络腧穴理论为指导，通过特制的刮痧器具和相应的手法，蘸取一定的介质，在体表进行反复刮动、摩擦，使皮肤局部出现红色粟粒状，或暗红色出血点等"出痧"变化，从而达到活血透痧的目的。因其简、便、廉、效的特点，临床应用广泛，适合医疗及家庭保健。还可配合针灸、拔罐、刺络放血等疗法使用，加强活血化瘀、驱邪排毒的效果。

刮痧具有调气行血、活血化瘀、舒筋通络、驱邪排毒等功效，已广泛应用于内、外、妇、儿科的多种病症及美容、保健领域。尤其适宜于疼痛性疾病、骨关节退行性疾病如颈椎病、肩周炎的康复；对于感冒发热、咳嗽等呼吸系统病证临床可配合拔罐应用；对于痤疮、黄褐斑等损容性疾病可配合针灸、刺络放血等疗法；还适用于亚健康、慢性疲劳综合征等疾病的防治。

刮痧时充分暴露刮拭部位，在皮肤上均匀涂上刮痧油等介质。手握刮拭板，先以轻、慢手法为主，待患者适应后，手法逐渐加重、加快，以患者能耐受为度。宜单向、循经络刮拭，遇痛点、穴位时重点刮拭，以出痧为度。可先刮拭背部督脉和足太阳膀胱经背俞穴循行路线、振奋一身之阳、调整脏腑功能、增强抗病能力；再根据病情刮拭局部阿是穴或经穴，可取得更好疗效。刮痧后嘱患者饮用温开水，以助机体排毒驱邪。

注意刮痧后1~2天局部出现轻微疼痛、痒感等属正常现象；出痧后30分钟忌洗凉水澡；夏季出痧部位忌风扇或空调直吹；冬季应注意保暖。刮痧疗法具有严格的方向、时间、手法、强度和适应证、禁忌证等要求，如操作不当易出现不适反应，甚至病情加重，故应严格遵循操作规范或遵医嘱，不应自行在家中随意操作。有出血倾向、皮肤高度过敏、极度虚弱、严重心衰的患者均应禁刮或慎刮。

第七节　拔罐治疗

拔罐是以罐为工具，利用燃火、抽气等方法产生负压，使之吸附于体表，造成局部瘀血，以起到通经活络、行气活血、消肿止痛、祛风散寒等作用的疗法。拔罐疗法在中国有着悠久的历史，早在成书于西汉时期的帛书《五十二病方》中就有记载。

现在流行的拔罐工具有火罐和真空罐。真空罐操作简便，将罐体放于治疗部位，通过抽气器将罐体内空气抽取，造成负压。中医传统外治常用火罐，火罐在制造负压时还施加了温热刺激，并且在实施过程中可以配合多种治疗手法，更加实用。

在火罐操作过程中，用镊子夹酒精棉球点燃，在罐内绕一圈再抽出，迅速将罐罩在应拔部位上，即可吸住，动作要沉稳迅速，这是闪火拔罐法。采用闪火法将罐拔住后，又立即起下，再迅速拔住，如此反复多次地拔上起下，起下再拔，直至皮肤潮红为度，称为闪罐，闪罐可以有效地激发人体正气。

走罐又称推罐，一般用于面积较大、肌肉厚的部位，如腰背部、大腿部等。可选用口径较大的玻璃火罐，罐口要平滑，先在罐口或欲拔罐部位涂一些凡士林油膏或甘油等润滑剂，再将罐拔住，然后医者用右手握住罐子，向上、下、左、右需要拔罐的部位往返推动，至所拔部位的皮肤潮红、充血甚或瘀血时，将罐起下，走罐的疗效类似于刮痧，可以疏通经脉。

在罐体拔住后，往往要进行留罐，即拔罐后将罐子吸附留置于施术部位 10~15 分钟，然后将罐起下。拔罐结束后要起罐。起罐时，一般先用左手夹住火罐，右手拇指或食指在罐口旁边按压一下，使空气进入罐内，即可将罐取下。若罐吸附过强时，切不可硬行上提或旋转提拔，以轻缓为宜。

注意拔罐时要选择适当的体位和肌肉丰满的部位。若体位不当或有所移动，及骨骼凸凹不平、毛发较多的部位，均不可用。拔罐时要根据所拔部位的面积大小而选择大小适宜的罐。用火罐时应注意勿灼伤或烫伤皮肤。若烫伤或留罐时间太长而皮肤起水疱时，小的无须处理，仅敷以消毒纱布，防止擦破即可。水泡较大时，用消毒针将水泡刺破放出水液，涂以龙胆紫药水，或用消毒纱布包敷，以防感染。皮肤有过敏、溃疡、水肿者，及大血管分布部位，不宜拔罐。高热抽搐者，以及孕妇的腹部、腰骶部，亦不宜拔罐。

此外，拔罐和刮痧一样，在激发人体正气，疏通经脉的过程中也会消耗人体正气，因此无论是拔罐还是刮痧，均不可天天应用，在 1 次应用后应休息 2~3 天，方可再次应用。

第八节　针刺治疗

刺法，古称"砭刺"，是由砭石刺病发展而来，后来又称为"针法"，现代则指在中医理论的指导下把针具（通常指毫针），通过一定的手法或方式刺激机体的一定部位，以激发经络气血、调节脏腑功能，从而防治疾病的方法。《灵枢·经脉》有言："经脉者，所以能决生死，处百病，调虚实，不可不通。"针刺具有疏通经络，扶正祛邪，调和阴阳等作用。针刺时，常根据症状、经络循行，选取相应的腧穴。由于针刺临证治疗具有较好的效果，为中西医学界所接受、认可。针刺疗法的关键在于掌握穴位的功效，同时配合适当的操作手法，从而起到疏通经络、散寒止痛、调理脏腑功能等功效。针刺的适应症非常广泛，涉及内、外、妇、儿等临床各科，尤其是针对各种急慢性痛症以及功能失调性疾病疗效确切。

针刺治疗可根据针具的不同分为毫针刺法和三棱针法；还有皮肤针法、电针、耳针、头针、火针、针刀、埋针以及穴位埋线等特殊针刺疗法。其中，毫针刺法是古今运用最多、手法最丰富、应用最广泛的治疗方法，也是本书重点介绍与使用的方法。

（一）毫针刺法

第一，进针刺前，首先应需根据患者的性别、年龄肥瘦、体质、病情、病位及所取腧穴，选取长短、粗细适宜的针具。《灵枢·官针》篇说："九针之宜，各有所为，长短大小，各有所施也。"如男性，体壮、形肥且病位较深者，可选取稍粗稍长的毫针。反之若为女性，体弱、形瘦而病位较浅者，则应选用较短、较细的针具，临床上选针常以将针刺入腧穴应至之深度，而针身还露在皮肤上稍许为宜。第二，为了使患者在治疗中有较为舒适而又能耐久的体位，既便于取穴、操作，又能适当留针，在针刺时必须选择好体位。临床常用的体位有仰靠坐位、俯伏坐位、仰卧位、侧卧位等。对于初诊、精神紧张或年老、体弱、病重的患者，有条件时应选取卧位，以避免发生晕针等意外事故。第三，进针前需消毒，包括针具消毒、腧穴部位的消毒和医者手指部的消毒。针具可用高压蒸气消毒或 75% 酒精浸泡 30 分钟消毒。同时应注意尽可能做到一穴一针。腧穴部位可用 75% 酒精棉球拭擦消毒，或先用 2.5% 碘酒棉球擦试后再用酒精棉球涂擦消毒。至于医者手指部，应先用肥皂水洗净，再用 75% 酒精球擦拭即可。

在针刺时，一般用右手持针操作，称"刺手"，右手爪切按压所刺部位或辅助针身，称"押手"。毫针进针具体方法有以下几种：①指切进针法：又称爪切进针法，用左手拇指或食指端切按在腧穴位置旁，右手持针，紧靠左手指甲面将针刺入。此法适宜于短针的进针。②夹持进针法：用左手拇、食二指持捏消毒干棉球，夹住针身下端，将针尖固定在腧穴表面，右手捻动针柄，将针刺入腧穴，此法适用于长针的进针。③舒张进针法：用左手食、拇指将所刺腧穴部位的皮肤向两侧撑开，使皮肤绷紧，右手持针，使针从左手拇、食二指的中间刺入。此法主要用于皮肤弛部位的腧穴。④提捏进针法：用左手拇、食二指将针刺部位的皮肤捏起，右手持针，从捏起的上端将针刺入。此法主要用于皮肉薄部位的进针，如印堂穴等。

在针刺过程中，掌握正确的针刺角度，方向和深度，是增强针感、提高疗效、防止意外事故发生的重要环节。同一腧穴，由于针刺角度、方向、深度的不同，所产生的针感强弱、方向和疗效常有明显差异。根据腧穴所在位置和医者针刺时所要达到的目的，一般选直刺、斜刺和平刺。针刺的角度和深度关系极为密切，一般来说，深刺多用直刺；浅刺多用斜刺或平刺。对天突、哑门、风府等穴及眼区，胸背和重要脏器如心、肝、肺等部位的腧穴，尤其要注意掌握好针刺角度和深度。

行针也叫运针，是指将针刺入腧穴后，为了使之得气而施行的各种刺针手法。得气也称针感，是指将针刺入腧穴后所产生的经气感应。当产生得气时，医者会感到针下有徐和或沉紧的感觉，同时患者也会在针下有相应的酸、麻、胀、重感，甚或沿着一定部位，向一定方向扩散传导的感觉。若没有得气，则医者感到针下空虚无物，患者亦无酸、胀、麻、重等感觉。临床上行针手法分为基本手法和辅助手法两类。基本手法有以下两种：①提插法：是将针刺入腧穴的一定深度后，使针在穴内进行上、下进退的操作方法。把针从浅层向下刺入深层为插；由深层向上退到浅层为提。②捻转法：是将针刺入腧穴的一定深度后，以右手拇指和中、食二指持住针柄，进行一前一后的来回旋转捻动的操作方法。辅助手法，常用的有以下几种：①循法：是以左手或右手于所刺腧穴的四击或沿经脉的循行部位，进行徐和的循按或循摄的方法。此法在未得气时用之可通气活血，有行气、催气之功，若针下过于沉紧时，用之可宣散气血，使针下徐和。②刮柄法：是将针刺入一定深度后，用拇指或食指的指腹抵住针尾，用拇指、食指或中指爪甲，由下而上的频频刮动针柄的方法。此法在不得气时，用之可激发经气，促使得气。③弹针法：是将针刺入腧穴后，以手指轻轻弹针柄，使针身产生轻微的震动，而使经气速行。④搓柄法：是将针刺入后，以右手拇、食、中指持针柄单向捻转，如搓线状，每次搓2~3周或3~5周，但搓时应与提插法同时配合使用，以免针身缠绕肌肉纤维。此法有行气、催气和补虚泻实的作用。⑤摇柄法：是将针刺入后，手持针柄进行摇动，如摇橹或摇辘轳之状，可起行气作用。⑥震颤法：针刺入后，左手持针柄，用小幅度、快频度的提插捻转动作。使针身产生轻微的震颤，以促使得气或增强祛邪、扶正的作用。

针刺补泻是根据《灵枢·经脉》："盛则泻之，虚则补之，热则疾之，寒则留之，陷下则灸之。"的理论原则而确立的两种不同的治疗方法。是针刺治病的一个重要环节，也是毫针刺法的核心内容。补泻效果的产生主要取决于以下三个方面：①功能状态：当机体处于虚惫状态而呈虚证时，针刺可以起到补虚的作用。若机体处于邪盛而呈实热、闭证的实证情况下，针刺又可以泻邪，而起清热启闭的泻实作用。如胃肠痉挛疼痛时，针刺可以止痉而使疼痛缓解。胃肠蠕动缓慢而呈弛缓时，针刺可以增强肠胃蠕动而使其功能恢复正常。②腧穴特性：腧穴的功能不仅具有普遍性，而且有些腧穴具有相对特性，如有的适于补虚，如足三里、关元等；有的适宜泻实如十宣、少商等。③针刺手法：是促使人体内在因素转化的条件，是实现补虚泻实的重要环节。

进针后，留针与否和留针时间的长短常依患者病情而定。一般病症，只要针下得气，施术完毕后即可出针或酌留10~20分钟。但对一些慢性、顽固性、疼痛性、痉挛性病证，可适当增加留针时间，并在留针中间间歇行针，以增强疗效。留针还可起到候气的作用。出针时，是以左手拇、食指按住针孔周围皮肤，右手持针轻微捻转并慢慢提至皮下，然后迅速拔出并用干棉球按压针孔防止出血，最后检查针数，防止遗漏。

（二）三棱针法

用三棱针刺破人体的一定部位，放出少量血液，达到治疗疾病目的的方法，叫做三棱针法。古人称之为"刺血络"或"刺络"现代称为"放血疗法"。三棱针治疗时，一般每日或隔日治疗1次，1~3次为一个疗程，出血量多者，每周1~2次，一般每次出血量以数滴至3~5ml为宜。针刺方法一般分为点刺法、散刺法、刺络法、挑刺法。

点刺法多用于指、趾末端的十宣、十二井穴和耳尖及头面部的攒竹、上星、太阳等穴。针刺前，在预定部位上下用左手拇食指向针刺处推按，使血液积聚于针刺部位，继之用 2% 碘酒棉球消毒，再用 75% 酒精棉球脱碘，针刺时左手拇、食、中指捏紧补刺部位，右手持针，用拇食两指捏住针柄，中指指腹紧靠针身下端，针尖露出 3~5 毫米，对准以消毒部位，刺入 3~5 毫米深，随即将针迅速退出，轻轻挤压针孔周围，使出血少许，然后用消毒干棉球按压针孔。

散刺法多用于治疗局部瘀血、血肿或水肿、顽癣等，是对病变局部周围进行点刺的一种方法。根据病变部位大小的不同，可刺 10~20 针以上，由病变外缘环形向中心点刺。以促使瘀血或水肿得以排除，达到祛瘀生新、通经活络的目的。

刺络法多用于曲泽、委中等穴，治疗急性吐泻、中暑、发热等。方法为先用带子或橡皮管，结扎在针刺部位上端，然后迅速消毒。针刺时左手拇指压在被针刺部位下端，右手持三棱针对准针刺部位的静脉，刺入脉中 2~3 毫米，立即将针退出，使其流出少量血液，出血停后，再用消毒干棉球按压针孔。当出血时，也要轻轻按压静脉搏上端，以助瘀血外出、毒邪得泻。

挑刺法常用于治疗肩周炎、胃痛、颈椎病、失眠、支气管哮喘、血管神经性头痛等疾病。操作手法是用左手按压施术部位两侧，或捏起皮肤，使皮肤固定，右手持针迅速刺入皮肤 1~2 毫米，随即将针身倾斜挑破皮肤，使之出少量血液或少量粘液。也有再刺入 5 毫米左右深，将针身倾斜并使针尖轻轻挑起，挑断皮下部分纤维组织，然后出针，覆盖敷料。

第九节　常用操作手法

一、按法

按法是用手指或手掌面着力于体表一部位或穴位上，逐渐用力下压，称为按法。在临床上有指按法和掌按法之分。按法亦可与其他手法结合，如与揉法结合，则为按揉法。指按法用拇指指面或以指端按压体表的一种手法，称为指按法。当单手指力不足时，可用另一手拇指重叠辅以按压。掌按法用掌根或全掌着力按压体表的一种方法，称为掌按法。掌按法可单掌亦可双掌交叉重叠按压。在临床上常与揉法结合使用。

使用按法时按压力的方向要垂直向下；用力要由轻到重，稳而持续，使刺激感觉充分达到机体深部组织，切忌用迅猛的暴力；按压后要稍作片刻停留，再做第二次重复按压；为增加按压力量，在施术时可将双肘关节伸直，身体略前倾，借助部分体重向下按压；按法结束时，不宜突然放松，应逐渐递减按压的力量。（图4-9-1、图4-9-2）

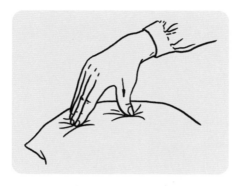

图4-9-1 温和灸

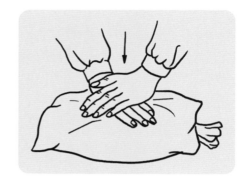

图4-9-2 温和灸

二、揉法

揉法是用大鱼际、掌根，或手指罗纹面吸附于一定的治疗部位，作轻柔缓和的环旋运动，并带动该部位的皮下组织，称之为揉法。以大鱼际为力点，称鱼际揉法；以掌根为力点，称掌根揉法；以手指罗纹面为力点，称指揉法。（图4-9-3~图4-9-5）

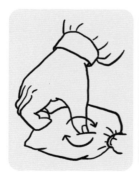

图4-9-3 拇指揉法

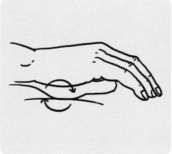

图4-9-4 大鱼际揉法

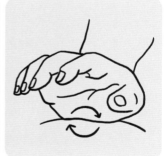

图4-9-5 掌根揉法

在做揉法时，着力点稍用力下压，手腕放松，以腕关节和前臂协调的摆动运动，来带动着力点在治疗部位上作环旋状揉动。动作要灵活，力量要轻柔。施法时既不可在体表造成摩擦，也不可故意在体表按压动作要有节律性，其频率每分钟约 120~160 次。

三、摩法

摩法是用食、中、无名（环）指末节罗纹面或以手掌面附着在体表的一定部位上，作环形而有节律的抚摩，称为摩法。其中以指面摩动的称指摩法，用掌面摩动的称掌摩法。古代还常辅以药膏，以加强手法治疗效果，称为"膏摩"。而摩法的动作与揉法有相似之处，但摩法用力更轻，仅在体表抚摩；而揉法用力略沉，手法时要带动皮下组织。（图 4-9-6、图 4-9-7）

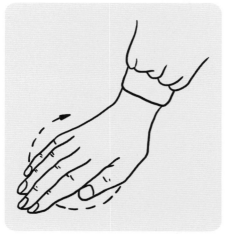

图 4-9-6　掌摩法　　　　　　　　图 4-9-7　指摩法

指摩法时，腕微屈，掌指及诸指间关节自然伸直，以食、中、无名（环）指末节罗纹面附着于治疗部位，用腕和前臂的协调运动带动手指罗纹面在所需治疗部位作顺时针方向或逆时针方向的环旋摩动。掌摩法则腕关节微背伸，诸手指自然伸直，将全手掌平放于体表治疗部位上，以前臂和腕的协调运动，带动手掌在所需治疗部位作顺时针方向或逆时针方向的环旋摩动。使用摩法时手法轻柔，压力均匀。指摩法宜稍轻快，每分钟摩动约 120 次左右；掌摩宜稍重缓，每分钟摩动约 80~100 次左右。

四、擦法

擦法用手掌紧贴皮肤，稍用力下压并作上下向或左右向直线往返摩擦，使之产生一定的热量，称为擦法。擦法以皮肤有温热感即止。是推拿常用手法之一。有掌擦、鱼际擦和侧擦之分。在做擦法时，上肢放松，腕关节自然伸直，用全掌、大鱼际或小鱼际为着力点，作用于治疗部位，以上臂的主动运动，带动手做上下向或左右向的直线往返摩擦移动，不得歪斜。更不能以身体的起伏摆动去带动手的运动。（图4-9-8）

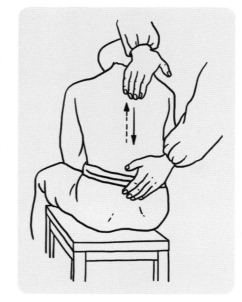

图4-9-8 擦法

摩擦时往返距离要拉得长，而且动作要连续不断，如拉锯状，不能有间歇停顿。如果往返距离太短，容易擦破皮肤；当动作有间歇停顿，就会影响到热能的产生和渗透，从而影响治疗效果。压力要均匀而适中，以摩擦时不使皮肤起皱褶为宜。施法时不能操之过急，呼吸要调匀，千万莫屏气，以伤气机。摩擦频率一般每分钟100次左右。

五、推法

推法是推拿手法中的主要手法之一，用拇指或手掌或其他部位着力于人体某一穴位或某一部位上，作单方向的直线或弧形移动，称之为推法。

推法中，有以拇指为着力点的，称拇指平推法；有以手掌为着力点的，称掌平推法；有以用拳为着力点的，称拳平推法；有以用肘尖为着力点的，称为肘平推法。平推法是作直线的单向运动，体表受力较大，但推行速度相对缓慢，其意是推动气血的运行。（图4-9-9）

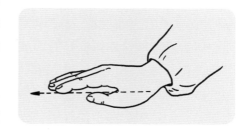

图4-9-9 推法

推法是单向运行的手法，力度较大，在推行过程中用力和速度要均匀，在治疗部位应先涂抹少量冬青等油类介质，使皮肤有一定的润滑度，以利于操作，并防止推破皮肤。

第五章　正确认识中医妇科外治法

中医作为中华文明的瑰宝，是祖先在长期生活实践中总结出来的延年益寿、防病祛邪的有效手段，是中国人民智慧的结晶。外治法是中医学重要组成之一，也是中国人的传统习惯，以表知里，以小见大，通过祖先几千年的验证，中医外治法的效果不容小觑。

要运用中医妇科外治法，首先就要了解什么是妇科外治法？其作用是什么？它的适应证与禁忌证如何？通过什么途径起到治病作用？这也是人们正确认识中医妇科外治法的关键问题。

中医妇科外治法是中医外治法在妇科疾病中的应用，即利用艾灸、耳穴、按摩等外治方法来影响妇女机体内在各方面的功能，使其获得健康或防治疾病的一种方法。

中医妇科外治法建立在中医学整体观念上，通过外部施术，调动人体自身气血，来祛除外邪，恢复人体自身平衡。由于中医妇科外治法很少应用药物，所以具有廉价、方便、不良反应小的优点。通过合理的外治法，还可以强健体魄、增加抵抗力，从而达到治病、防病的目的。

中医外治法尤其适合气血紊乱性疾病，中医学认为"女子以肝为先天"，肝主疏泄，调畅气机，贮藏血液，与气血运行十分密切，妇科疾病也多由于肝藏象生理功能失调，导致气血紊乱，因此中医外治法在妇科疾病的治疗中，尤为适合。

但是要注意，外治法调动自身气血抵御疾病，它的施术部位是人体基表，形体羸弱、皮肤病变、有出血倾向的患者禁用此法。同时外治法在调动气血的同时也会消耗气血，故不可在过累、过饥、大汗、大渴等机体气血不足时应用，以免过度消耗气血，引起不适。

若在患者气血不足时实施推拿按摩外治法，患者可能会出现眩晕、自汗、恶心、畏寒、胸闷，甚则晕扑等现象。出现这些现象不要慌张，是由于气血亏虚不能充养机体所致。这时应立即停止施术，嘱患者平卧，将下肢抬高，增加回心血量，盖被保暖，喝温糖水，待 3~5 分钟气血恢复，诸症皆消。

中医妇科外治法虽然有相当多的益处，但毕竟是一种治疗手段，其治疗疾病的力度有时不及药物，需配合内服药物来应用。在《黄帝内经》中就论述过治疗疾病应："必齐毒药攻其中，镵石针艾治其外也。"即说在治疗疾病时，必须用针灸等经络外治干预与药物治疗相结合才能奏效。因此，内外同治，二者相合，才能更好地治疗疾病，万万不可因掌握了外治技术而摒弃内药治疗。

各论

第六章　月经病

月经的周期、经期或经量发生异常，或以伴随月经周期出现的各种症状为特征，或在经断前后出现一系列症状的疾病，中医统称为月经病。

比如说月经的周期异常，包括以下4种情况：①周期缩短，不足21天即行经，叫作月经先期。②周期延长，月经拖后35天以上，叫作月经后期。③月经没有周期性的叫作崩漏，月经的经期延长至14天以上还未净的也属于崩漏，西医称之为异常子宫出血。④两次月经周期的中间有少量阴道流血，常2~3天自行停止的，叫作经间期出血，西医也叫排卵期出血。

月经经期的异常，包括以下两种情况：①经期缩短，常包括在月经过少中，月经不足2天即净。②经期延长，即月经7天以上，14天以内才能干净。

经量的异常包括以下两种情况：①月经量过少，临床上细分三种情况，一是合并经期缩短，经血不足两天即净；二是经期正常，但是每天点滴出血；三是经期正常，经量较既往正常血量减少50%以上。②月经过多，分两种情况，一是常合并经期延长，但月经在14天以内干净，经量超过80ml，是发生崩漏的先兆；二是经期正常，月经量较既往正常血量增加30%以上，常伴继发性贫血。

正常月经周期前后产生的各种不适，如经行腹痛、头痛、腹泻、发热等；绝经前后出现的一系列不适，如潮热汗出、记忆力减退、失眠多梦、情绪烦躁、心悸胸闷、眩晕耳鸣等。

中医学认为月经病的病因病机为外感六淫（风、寒、暑、湿、燥、火之外邪），内伤七情（喜、怒、忧、思、悲、恐、惊），饮食（不洁净、不节制），劳倦（压力大、过劳累、过安逸则易致肥胖）或房劳所伤（生育过多或多次流产、房事过频），或先天禀赋不足（体质弱、易外感），脏腑功能失常，气血失调，冲任损伤，或阴阳气血失衡导致。西医认为月经病总属于生殖内分泌疾病，由HPO轴功能异常或靶细胞效应异常所致，在此不多作赘述。下面详细列述临床上以中医外治法治疗效果良好的月经病。

第一节 月经失调

月经失调临床表现较为复杂繁多，其中包括月经先期、月经后期、月经先后无定期、月经过多、月经过少、经期延长、经间期出血等疾病，临床上它们常常相兼为病，比如月经后期常兼月经过少，经期延长常兼月经或多或少等。

一、临床表现

（一）月经先期

月经先期是指月经周期提前 7 天以上，甚至半月一行，连续两个月经周期以上者，也叫作月经提前。通俗的说，就是既往月经规律，30 天一行，而近两次的月经相隔时间变短，15~23 天一行。

临床上常见有两个证型，一是气虚证，气虚又分为肾气虚、脾气虚两类。中医讲肾能藏精，精又能化生血液，肾主封藏，肾气能固摄气血正常循行分布，若肾气虚，那么其封藏和固摄的功能不足，易导致冲任不固、血失统摄，故而出现月经提前、量少色暗、血的质地较为清稀，还伴有腰酸腿软、头晕耳鸣、小便频数，尤以夜尿频多、面色晦暗或有暗斑、舌淡暗、苔薄白、脉沉细多见。

脾被称为后天之本，是气血生化之源，脾的功能是主统血，即统摄血液在经脉之中流行，防止逸出脉外的功能。若脾气损伤导致脾气虚，则会使其统摄血脉的功能失常，出现月经先期、量多、血色较淡、质稀如水，伴有神疲肢倦、气短懒言、小腹空坠感、食欲不振、饭量减少、容易拉肚子或大便不成形、舌体淡红、苔薄白、脉缓弱。

二是血热证，又分为阳盛血热、阴虚血热、肝郁血热三种，其中以肝郁血热、阳盛血热联系密切，最为多见。叶天士在《临证指南医案》中强调"女子以肝为先天"，突出了肝对女性的重要影响。《黄帝内经》上讲，肝为刚脏，主疏泄，喜条达而恶抑郁，若肝气郁结，失于疏泄，胞脉阻滞，导致冲任气机不畅，甚至肝郁化热、化火，冲任伏热，扰动血海，或肝火随冲气上逆，导致月经提前、量多、色紫红、质稠、心胸烦闷、胸胁、乳房、小腹胀痛、嗳气食少、渴喜冷饮、大便燥结、小便短赤、舌红、苔黄、脉滑数。

（二）月经后期

月经后期是指月经周期错后 7 天以上，甚至 3~5 个月一行者。也称为月经后延，即月经周期后拖，短则 37 天，长则 5 个月方至者，就是月经后期，月经后期多与月经过少合而为病。西医学常见于多囊卵巢综合征的患者，常伴发肥胖、多毛或毛发分布旺盛、痤疮及不孕等。从中医学辨证论治来讲，本病的病机不外乎虚实两端，虚者以肾虚、血虚为主；实者以实寒、气滞、血瘀等为主。

临床常见证型有肾虚、血寒、气滞血瘀三种。

肾虚者，因肾藏精，精生血，肾精不足导致精血亏少，冲任精血不盛，则胞宫失于滋养，或肾阳气不足，冲任虚寒，胞宫失于温养或肾阳不足，火不暖土，致脾肾阳虚，症见月经后拖、量少、色暗淡、质清稀，伴有腰膝酸软、头晕耳鸣、夜尿频数、面色晦暗无光、舌质暗淡、苔薄白、脉沉细。

血寒者，因寒为阴邪，其性收引、凝滞，寒邪侵袭血脉易导致凝血伤阳，血脉运行不畅，因而出现月经错后、量少、经色紫暗有块，伴有小腹冷痛、得热痛减、畏寒肢冷、舌淡苔白、脉沉紧或沉迟。

气滞血瘀者，因"女子以肝为先天"，且肝性喜条达，主疏泄，而女子由于经、带、胎、产而出现生理或病理的情况，每每多伤阴血且其常为情志所苦，忿郁于内，不得畅发，致使肝失其用，疏泄失度，气滞脉行不畅而致血瘀，冲任失畅，症见月经延后、量或多或少、色暗红，或有血块，少腹刺痛拒按、块下痛减、精神抑郁、胸闷不舒、两胁胀或刺痛、舌质紫暗、脉涩有力。

（三）月经过少

月经过少是指月经周期正常，经量明显少于既往，或不足 2 天，甚或点滴即净，连续两个月经周期以上。一般来讲，临床上常见于宫腔操作后（如人流，宫腔镜手术或诊刮术后等）或受凉刺激或生活压力大后出现月经量较既往正常月经量减少 50%，即为月经量少。月经过少的病因病机分为两个方面：一是气血不足，化血乏源；二是有形实邪阻滞，血路不畅。

临床常见病机以虚症为主，分肾虚、血虚两证，实证常见血瘀证。

肾虚者，多因肾藏精，精生血，若肾精不足，则精血亏少，冲任精血不充，胞宫失于滋养，发为月经量少、色暗淡、质清稀，伴有腰膝酸软、小便频数、头晕耳鸣、记忆力减退、面色晦暗、舌淡苔薄白、脉沉细等。

血虚者，因女子以血为用，若先天不足，或后天失养，脾胃虚弱，生化乏源；或各种急慢性出血；或思虑过度，暗耗阴血；或瘀血阻络，新血不生等，导致血虚胞宫失于濡养，表现为月经量少、色淡质稀、头晕眼花、心悸失眠、皮肤不润、面色苍白或萎黄、舌淡苔薄、胎薄、脉细无力。

血瘀者，多因外伤、跌仆，离经之血未及时排出或消散；或气滞血行不畅，或因寒而血脉凝滞，或因热而血液浓缩壅聚，或气虚推动无力，血行缓慢等，导致瘀血内阻。离经之血，停滞体内，冲脉阻滞，胞脉不畅，临床常见月经量少，色紫暗，质稠，有血块，伴少腹刺痛、拒按，块下痛减，夜间尤甚，面色黧黑，口唇、舌体、指甲青紫色暗，舌质紫暗或有瘀点瘀斑，脉涩有力。

（四）经间期出血

经间期出血是指月经周期基本正常，在两次月经之间，即氤氲之时，发生周期性阴道少量出血者。临床多表现为两次正常月经周期之间，即从月经来潮第 1 日算起，于月经第 14 日，出现阴道少量流血，点滴即净，2~3 天自行血止者，称为经间期出血，西医学称之为排卵期出血。

本病临床常见证型有肾阴虚、血瘀证，其中临床以肾阴虚证多见。

肾阴虚者，经净之后，胞宫空虚，经间期则需要阴精充沛，血聚胞胎，由阴转阳，为下次的经血溢泻打好基础，若此时肾阴不足，阴不转阳，阴虚生内热，虚热内扰，迫血妄行，发为经间期出血，症见阴道流血、量少、色鲜红、质稠、伴潮热盗汗、手足心热、咽干口燥、舌红苔少、脉细数。

血瘀者，多属气虚血瘀，经间期为血聚胞宫的时期，冲任气血活动旺盛，若气虚无力推动血液在脉中顺畅运行，气的固摄能力减弱，血液壅积于经脉或器官之内，失却生理功能，固摄无力而下血，即导致经间期出血、阴道出现少量褐色分泌物，多伴有小腹刺痛、乳房胀痛、舌紫暗、苔白、脉缓等。

二、外治方法

（一）穴位灸法

【治疗原则】

气虚者以温肾健脾、扶正祛邪；气郁、血热者以疏肝理气、清热调经；

血寒者以温经散寒、调理冲任；血瘀者以活血祛瘀、调经止痛。

【穴位选取】

主穴选取：关元、血海、三阴交。（图 6-1-1~ 图 6-1-3）

说明：冲任失调是月经不调的主要病机，关元为任脉要穴，又与足三阴经交会，任、冲同源，故关元是调理冲任的要穴；血海、三阴交均属脾经，三阴交还与肝、肾二经交会，为妇科理血调经的要穴。

配穴加减：足三里、脾俞、肾俞、太溪、太冲、行间、地机、膈俞、归来、命门。（图 6-1-4~ 图 6-1-10）

说明：脾气虚之月经先期可加灸足三里，脾俞穴以健脾胃、益气血；肾气虚之月经先期，月经后期，月经过少加灸肾俞、太溪调补肾气；肝郁血热之月经先期加灸太冲疏肝解郁；行间、地机泻血分之热；血虚之月经过少加灸脾俞、膈俞令气血生化之源旺盛；血寒之月经后期加灸归来、命门以温通胞脉、活血通经。

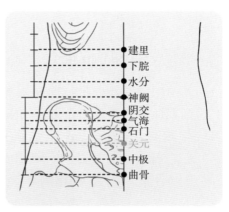

图 6-1-1　关元

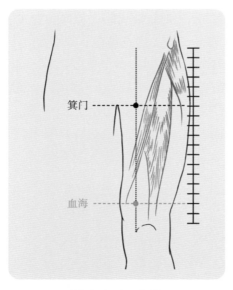

图 6-1-2　血海

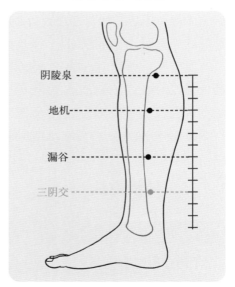

图 6-1-3　三阴交

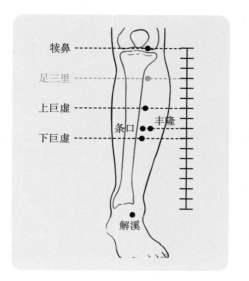

图 6-1-4　足三里

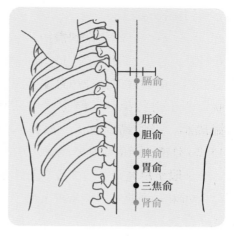

图 6-1-5　脾俞、膈俞、肾俞

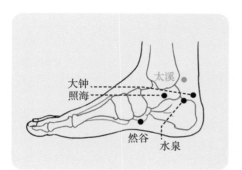

图 6-1-6　太溪

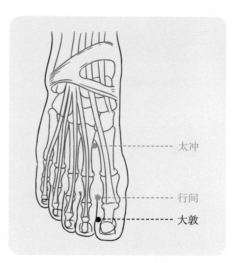

图 6-1-7　太冲、行间

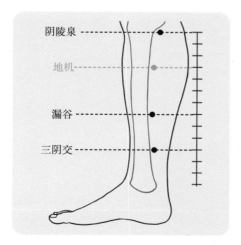

图 6-1-8　地机

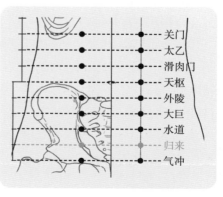

图 6-1-9　归来

【操作方法】

诸穴施以悬起灸常规操作，以温和灸法为主，即将艾条的一端点燃，对准应灸的腧穴部位或患处，距离皮肤 2~3cm 进行熏烤，使患者局部有温热感、无灼痛为宜，一般每穴灸 15~20 分钟，至皮肤红晕潮湿为度。

一般于月经来潮前 3~5 日开始治疗，如果行经期间不能掌控，可于月经干净之日起针灸，隔日 1 次，直到月经来潮时为止，连续治疗 2~3 个月经周期。

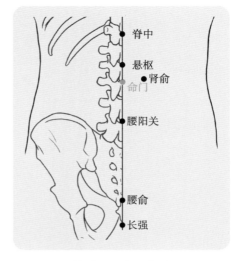

图 6-1-10　命门

（二）耳穴压豆

【穴位选取】

肝、脾、肾、皮质下、内生殖器、内分泌穴。（图 6-1-11）

说明：女子气血与肝、脾、肾密切相关，依据脏腑辨证理论，月经失调可责之肝脾肾三脏的功能失调。从西医理论而言，女性月经异常与激素水平、卵巢功能的异常明显相关，故耳穴可选取皮质下、内生殖器以及内分泌穴。

【操作方法】

对所选穴区进行常规消毒，将决明子 1 粒，置于 1cm 见方的医用胶布中间，压贴于一侧耳穴，每一穴区持续按压 30 秒，保留压贴物，隔天一换，每 2~3 个月经周期为 1 个疗程，两耳交替进行治疗。

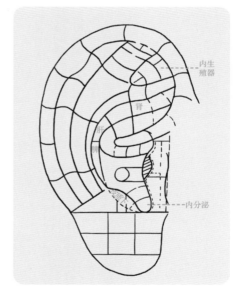

图 6-1-11　肝、脾、肾、皮质下、内生殖器、内分泌

（三）刮痧疗法

【穴位选取】

主穴选取：大椎、肩井、膏肓、肝俞穴。（图 6-1-12、图 6-1-13）

说明："女子以肝为先天"，气血失调常责之肝胆疏泄失常，故选取肝俞配肩井，养肝柔肝，升发肝胆之气；膏肓穴调养气血，大椎穴升发阳气，促进周身气血之枢转。气血调和，则经血得以适时来潮。

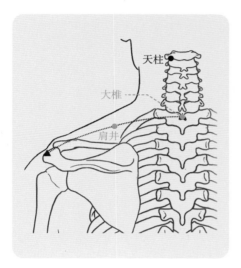

图 6-1-12　大椎、肩井

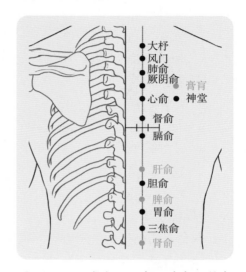

图 6-1-13　膏肓、肝俞、脾俞、肾俞

配穴加减：肾俞、太溪、脾俞、足三里、行间至太冲、地机。（图 6-1-13~图 6-1-17）

说明：肾气虚之月经先期，月经后期，月经过少加刮肾俞、太溪以

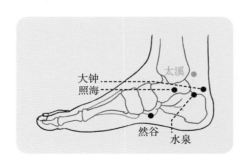

图 6-1-14　太溪

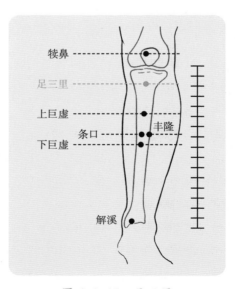

图 6-1-15　足三里

补肾益气；脾气虚之月经先期加刮脾俞、足三里以补益脾气，使气血生化有源；肝郁血热之月经先期加刮行间至太冲、地机以疏肝解郁，清泻血分之热。

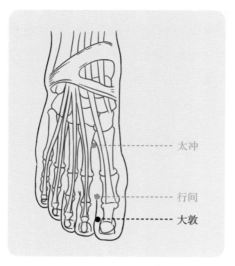

图 6-1-16　行间至太冲

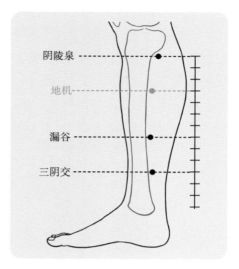

图 6-1-17　地机

【操作方法】

取合适的刮痧板，用中等强度的力量在相应穴位的皮肤上刮拭，刮主穴部位 3 分钟，轻刮配穴部位 5 分钟。自月经完全干净时开始，每日 1~2 次，隔 3 日一刮，至月经来潮时即停止。

（四）保健按摩

1. 足部按摩

【穴位选取】

肾反射足部对应区、涌泉、然谷、关元、三阴交。（图 6-1-18~图 6-1-21）

说明："经水出诸肾"，涌泉、然谷均为足少阴肾经腧穴，配以肾反射区，补养肾气；关元为任脉要穴，又与足三阴经交会，任、冲同源，故关元是调理冲任的要穴，三阴交归属脾经，与肝、肾二经交会，为妇科理血调经的要穴。

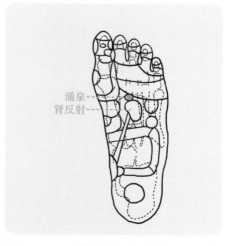

图 6-1-18　肾反射足部对应区、涌泉

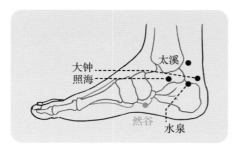

图 6-1-19　然谷

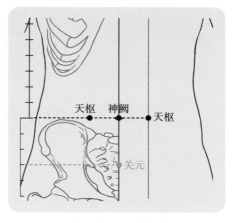

图 6-1-20　关元

【操作方法】

采用中轻力度揉按肾反射区，按摩时以有酸胀感为度，揉按 5~8 分钟，每日 1~2 次，每次行经前一周开始按摩至经期结束；揉按足小指 5 分钟，揉按涌泉、然谷穴，各 3~5 分钟，每日 2~3 次；一手持足，另一手半握拳，用食指单勾法，由足跟向足趾方向推按 5~6 次，每日 2~3 次；按揉关元穴和三阴交穴，各 10~15 分钟，每日 2~3 次。可通经活血、缓解症状。每 2~3 个月经周期为 1 个疗程，观察患者月经情况。

2. 手部按摩

【穴位选取】

合谷、内关、阳池、后溪以及手部对应的肾反射区，生殖反射区。（图 6-1-22~ 图 6-1-25）

说明：肾主天癸化生，揉按肾反射区可补养肾气，揉按生殖反射区为按病变部位治疗；合谷、阳池、后溪分属手阳明、手少阳、手太阳，提升人体之阳气，调动气血生成与枢转；"心主血脉"，揉按手厥阴心经之内关穴，可发挥心对血液生成与运行的主导作用。

【操作方法】

按压合谷、内关、阳池、后溪穴各 100~300 次；按揉肾反射区、生殖反射区，力度由轻到重，按摩 20~30 分钟，每日 1 次，10 次为 1 个疗程。

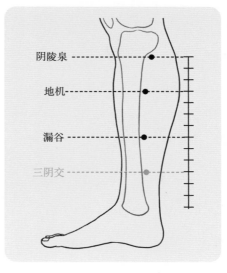

图 6-1-21　三阴交

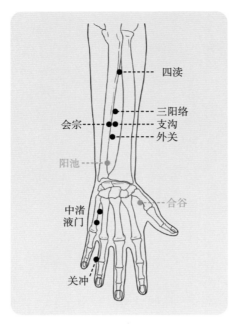

图 6-1-22　合谷、阳池

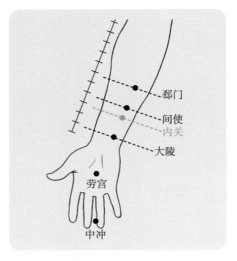

图 6-1-23　内关

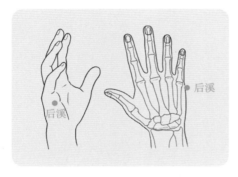

图 6-1-24　后溪

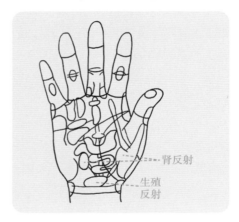

图 6-1-25　肾反射、生殖反射手部对应区

（五）足部贴敷

1. 肝郁气滞型月经不调

【主要表现】

月经周期提前或后延或月经先后不定期，经量或多或少，经血色紫红，质地较黏稠，排出不畅，夹血块，且伴有少腹刺痛拒按，块下痛减，精神抑郁，胸闷不舒，两胁胀或刺痛，舌红苔薄黄，脉弦涩。

【选药】

乳香、没药、血竭、沉香、丁香各 15g，青盐、五灵脂各 20g，麝香 1g

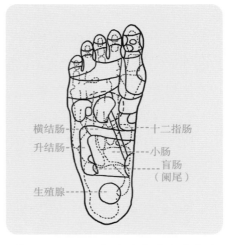

（另研）。

【选位】

足底肠及生殖腺对应区（即足底下 1/2）。（图 6-1-26）

【操作方法】

将上药混合粉碎为末过筛，先取麝香 0.2g，放足底肠及生殖腺对应区上，再取药末 15g，撒布麝香之上，盖以槐树皮，槐皮上预先钻小洞，把艾绒点燃灸小洞处，隔日 1 次，10日为 1 个疗程。

图 6-1-26　足底肠及生殖腺对应区

2. 血热型月经不调

【主要表现】

月经周期提前，月经量多，色鲜红，质黏稠，伴面红唇赤，心胸烦闷，胸胁、乳房、小腹胀痛，嗳气食少，渴喜冷饮，大便燥结，小便短赤，舌红，苔黄，脉滑数等。

【选药】

大黄 120g，玄参、生地、当归、赤芍、白芷、肉桂各 60g。

【选位】

足底肠及生殖腺对应区（即足底下 1/2）。（图 6-1-26）

【操作方法】

把上述药物放入小磨香油 1000g 内熬，熬至滴珠状，加入黄丹 400g，搅拌、冷却，形成固体软膏状，贴足底下对应区。每日 1 次，7 天为 1 个疗程。

（六）食疗

1. 气虚型月经先期

对于月经后期，月经过少者，治疗以补中益气、固冲调经为要。

取黑木耳 30g、红枣 20 枚、冰糖适量，共煮汤服之，每日 1 次，连服至月经来潮时止。功能为补中益气、固冲调经。

黑木耳是药食两用的保健类食用菌，明代李时珍在《本草纲目》中记载："木耳生于朽木之上，性甘平，主治益气不饥，轻身强志，并有治疗痔疮、血痢下血等作用。"中医学历来认为黑木耳有滋润强壮、清肺益气、补血活血、镇静止痛等功效。红枣味甘性温、归脾胃经，有补中益气、养血安神、缓和药性的功能。冰糖味甘、性平，入肺、脾经，有补中益气、和胃润肺的功效。

2. 肝郁血热型月经先期

对于月经过多者，治疗以疏肝理气、清热调经为主。

取香附、青皮各 15g，黄酒 250g，将香附、青皮洗净，入酒内浸泡 3 天即可饮用，每次 15~30g，每日两次，如不耐酒者，可以醋代之。

香附归肝、脾经，具有疏肝解郁、理气宽中、调经之效。青皮味苦、辛、性温，有疏肝破气、消积化滞的功效。黄酒是世界上最古老的酒类之一，药食同源，具有和顺之用，使药效更好的作用于人体，上三味药合用，具有疏解肝郁、清热调经的功效。

（七）针刺治疗

1. 月经先期

【穴位选取】

主穴选取：关元、血海、三阴交、地机。（图 6-1-27~ 图 6-1-29）

说明：关元为任脉穴，当足三阴、任脉之会，乃调理冲任的要穴；血海、三阴交为足太阴脾经穴，地机为足太阴脾经郄穴，均为妇科调经要穴。

配穴加减：曲池、太冲、太溪、足三里、气海、脾俞、隐白。（图 6-1-

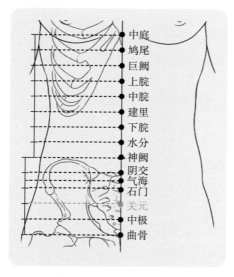

图 6-1-27 关元

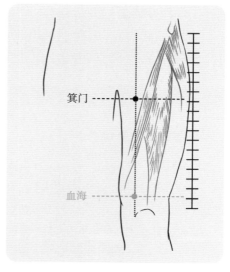

图 6-1-28 血海

30~ 图 6-1-36）

说明：实热证配以曲池、太冲清血分之热；虚热证配以太溪滋阴清虚热；气虚证配以足三里、气海、脾俞补益中气；伴经量过多时配以隐白益气摄血止血。

【操作方法】

诸穴施以毫针刺法常规操作，气虚者可针后加灸。配穴中隐白用灸法。针灸治疗一般多在经前 5~7 日开始，至月经来潮停止，连续治疗 3 个月为 1 个疗程。若经行时间不能掌握，可于月经净止之日起针灸，隔日 1 次，直到月经来潮为止，连续治疗 3~5 个月。

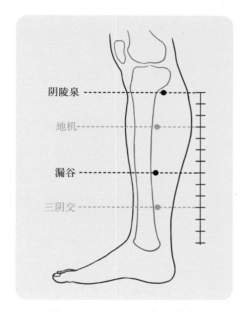

图 6-1-29　三阴交、地机

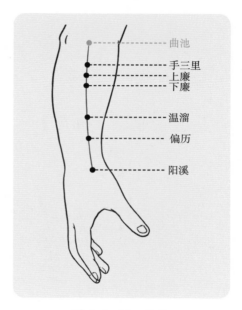

图 6-1-30　曲池

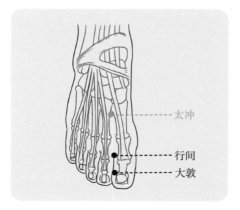

图 6-1-31　太冲

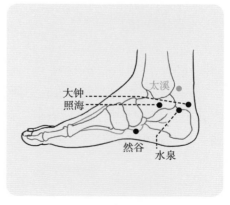

图 6-1-32　太溪

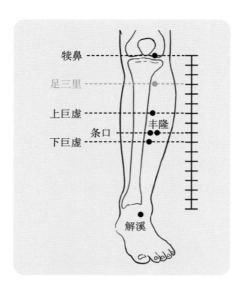

图 6-1-33　足三里

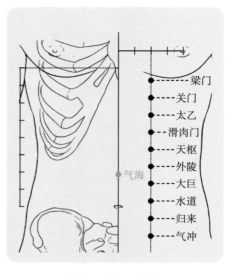

图 6-1-34　气海

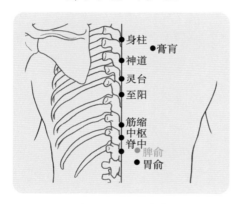

图 6-1-35　脾俞

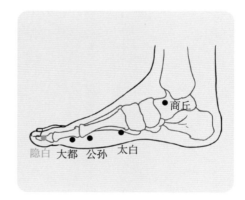

图 6-1-36　隐白

2. 月经后期

【穴位选取】

主穴选取：气海、三阴交、归来。（图 6-1-37、图 6-1-38）

说明：气海可益气和血；三阴交为足三阴经交会穴，可调补肝、脾、肾，配归来和血调经。

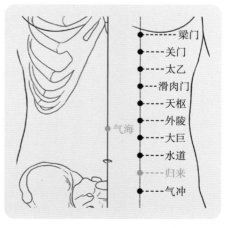

图 6-1-37　气海、归来

配穴加减：天枢、神阙、子宫，命门、关元。（图 6-1-39、图 6-1-40）

说明：实寒证配以天枢、神阙、子宫散寒行血；虚寒证配以命门、关元温经暖宫、和血调经。

【操作方法】

诸穴施以毫针刺法常规操作，可配灸法。配穴中神阙用灸法。针灸治疗一般多在经前 5~7 日开始，至月经来潮停止，连续治疗 3 个月为 1 疗程。若经行时间不能掌握，可于月经净止之日起针灸，隔日 1 次，直到月经来潮为止，连续治疗 3~5 个月。

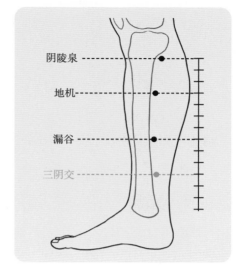

图 6-1-38　三阴交

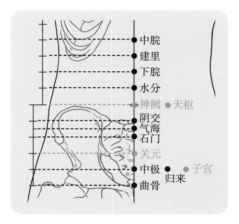

图 6-1-39　天枢、神阙、子宫、关元

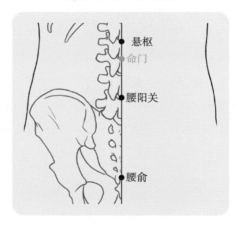

图 6-1-40　命门

第二节　崩漏

崩漏是月经的周期、经期、经量发生严重失常的病证，其发病急骤，暴下如注，大量出血者为"崩"；病势缓，出血量少，淋漓不绝者为"漏"。崩与漏在疾病的发展过程中可以相互转化。若经期延长达 2 周以上者，也属于崩漏范畴。本病可发生在月经初潮后至绝经的任何年龄，影响生育，危害健康。通俗的理解，就是月经的周期发生异常，无周期性的出现阴道流血，阴

道流血量多者，日透卫生巾达 7 片以上；阴道流血量少者，护垫即可，但淋漓不断持续月余；或间断性淋漓月余，量时多时少；或者表现为正常月经周期，但阴道流血长达 14 天以上者，都属于崩漏。西医属于异常子宫出血。

一、临床表现

中医认为本病病因病机为冲任损伤，不能制约经血，经血非时而下，或暴下不止，或淋漓不尽。引起冲任损伤者的常见原因有脾虚、肾虚、血热和血瘀。

（一）脾虚

脾虚者，临床最为常见，多见体型肥胖，饮食失节，或劳倦过度，导致脾气损伤、中气下陷、冲任不固、血失统摄。从而出现经血非时而下，阴道流血量多如崩，或淋漓不断，色淡质稀，伴神疲体倦，气短懒言，不思饮食，四肢不温或面肢浮肿，面色淡黄，舌淡胖，苔薄白，脉缓弱。

（二）肾虚

肾虚者，临床以肾阴虚证多见，青春期肾气稚弱或更年期肾气渐衰，肾气易受损伤，其中肾阴虚损，导致阴虚内热、热伏冲任、迫血妄行发为本病。症见经血非时而下，阴道流血量少或多，淋漓不断，血色鲜红，质稠，伴有头晕耳鸣，腰酸膝软，手足心热，颧赤唇红，舌红苔少，脉细数。

（三）血热

血热者，见素体纤瘦，瘦人多火或情志不舒，肝郁化火，火热内盛，热伤冲任，迫血妄行。症见经血非时而下，血热妄行，阴道流血量多如崩，或血热壅滞，经血淋漓不断，血色深红质稠，伴心烦面赤，口干口苦，失眠多梦，小便短黄，大便燥结，舌质红，苔黄厚，脉数或滑数。

（四）血瘀

血瘀者，常见经期或产后，余血未净，外感或内伤寒热之邪，由寒凝或热灼致瘀，瘀阻冲任，血不循经，非时而下，阴道流血量多或少，淋漓不尽，血色紫暗有块，小腹疼痛，拒按，面色黧黑，唇甲青紫，舌紫暗或有瘀点，脉涩或弦涩。

二、外治方法

（一）穴位灸法

【治疗原则】

血热内扰、气滞血瘀者需清热凉血、行气化瘀；肾阴亏虚、气血不足者需滋补肾阴、补气摄血。

【穴位选取】

主穴选取：关元，三阴交，隐白，血海，膈俞。（图 6-2-1～图 6-2-5）

说明：关元属任脉，又与足三阴经交会，有调冲任、理经血的作用；三阴交为足三阴经交会穴，可疏调足三阴经之精气，以健脾胃、益肝肾、

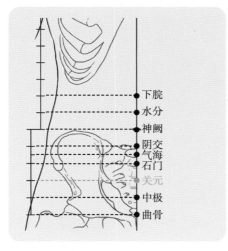

图 6-2-1 关元

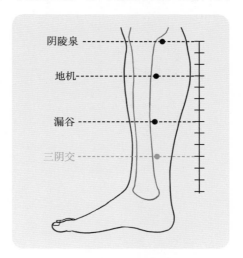

图 6-2-2 三阴交

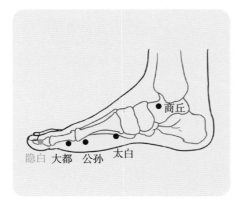

图 6-2-3 隐白

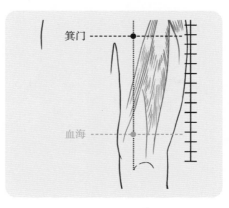

图 6-2-4 血海

补气血、调经水；隐白、血海为足太阴脾经要穴，可止血调经；膈俞乃血之会，可调理经血、力专效宏。

配穴加减：大敦、行间、太冲、太溪、足三里、脾俞、命门、关元。（图6-2-6~图6-2-10）

说明：血热内扰者，加大敦、行间清泻血中之热；气滞血瘀加太冲理气化瘀，使血有所归；肾阴亏虚加太溪以滋补肾水；气血不足加足三里、脾俞以补气摄血、养血调经；崩下较多者加命门、关元以补气升提、固冲止血。

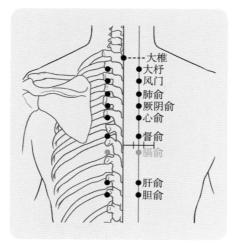

图 6-2-5　膈俞

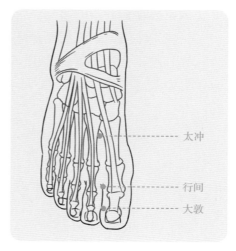

图 6-2-6　大敦、行间、太冲

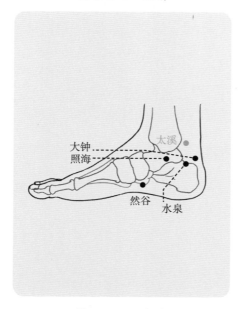

图 6-2-7　太溪

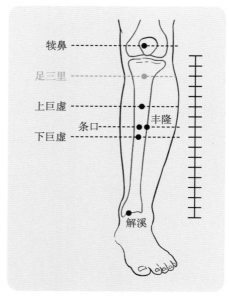

图 6-2-8　足三里

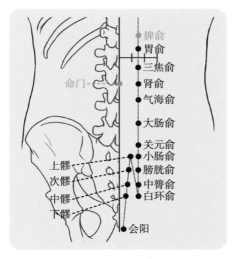

图 6-2-9　脾俞、命门

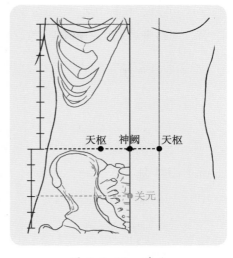

图 6-2-10　关元

【操作方法】

诸穴施以温和灸法为主，对所选穴区进行常规消毒，将艾条的一端点燃，对准应灸的腧穴部位或患处，约距离皮肤 2~3cm 进行熏烤，使患者局部有温热感、无灼痛为宜，一般每穴灸 15~20 分钟，至皮肤红晕潮湿为度。每 7 天为 1 个疗程，观察患者是否仍有异常的阴道流血。

（二）耳穴压豆

【穴位选取】

内生殖器、卵巢、内分泌、皮质下、肝、脾、神门。（图 6-2-11）

说明：女子气血运行正常与肝之疏泄、脾之统摄功能密切相关，依据脏腑辨证理论，崩漏可责之肝脾二脏。从西医理论而言，女性月经异常与激素水平、卵巢功能的异常明显相关，故耳穴可选取皮质下、内生殖器、卵巢以及内分泌穴。

【操作方法】

对所选穴区进行常规消毒，将决明子粒，置于 1cm 见方的医用胶布中间，压贴于一侧耳穴，每一穴区持

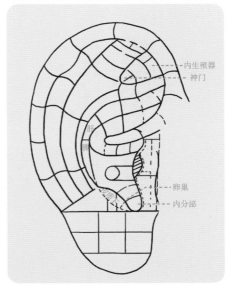

图 6-2-11　内生殖器、卵巢、内分泌、皮质下、肝、脾、神门

续按压 30 秒，保留压贴物，隔天一换，两耳交替进行治疗。每 7 天为 1 个疗程，观察患者是否仍有异常的阴道流血。

（三）刮痧疗法

【穴位选取】

主穴选取：大椎、肩井、膏肓、肝俞、膈俞。（图 6-2-12、图 6-2-13）

说明："女子以肝为先天"，血液运行不循常道可责之肝胆疏泄失常，故选取肝俞配肩井，养肝柔肝，使气血得以正常疏泄、运行得度；膏肓俞调养气血，大椎穴升发阳气，促进周身气血之枢转。气血调和，则经血得以适时、适量下行。膈俞养血补血，以防崩漏时失血过多导致气血亏虚。

配穴选取：肾俞、太溪、脾俞、足三里、行间至太冲、百会。（图 6-2-13~ 图 6-2-17）

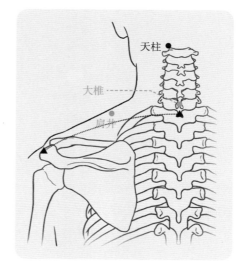

图 6-2-12　大椎、肩井

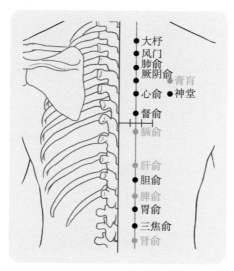

图 6-2-13　膏肓、肝俞、膈俞、
脾俞、肾俞

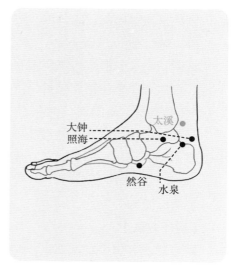

图 6-2-14　太溪

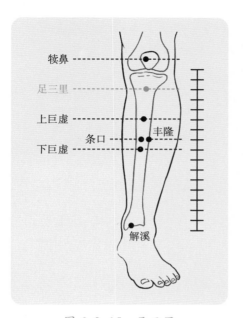

图 6-2-15　足三里

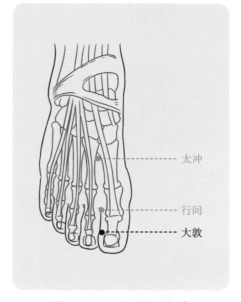

图 6-2-16　行间至太冲

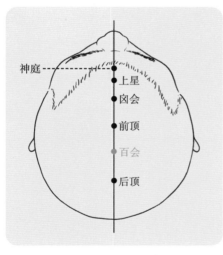

图 6-2-17　百会

说明：肾虚加刮肾俞、太溪以益肾气；脾虚加刮脾俞、足三里以利脾气；肝郁加刮行间至太冲以疏肝解郁、清热凉血；崩中较多，加刮百会经穴部位以升提止血。

【操作方法】

取合适的刮痧板，使用中等强度的力量在相应穴位的皮肤上刮拭，刮主穴部位 3 分钟，轻刮配穴部位 5 分钟。每日 1~2 次，隔日一刮，10 日为 1 个疗程。

（四）三棱针点刺放血

以三棱针刺破身体上的一定穴位或浅表血络，放出少量血液，以治疗疾病的方法称刺络法，亦称"刺血络"。可促进局部气血运行，有疏经通络、活血化瘀、开窍清热、消肿止痛的功效。

本法适用于崩漏实证即血瘀、血热证者。

【穴位选取】

三阴交、太冲、合谷、足三里、百会。（图 6-2-18~ 图 6-2-22）

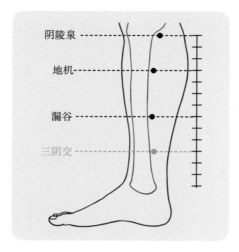

图 6-2-18　三阴交

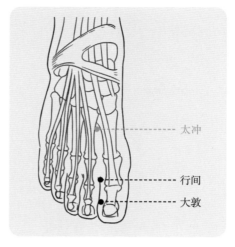

图 6-2-19　太冲

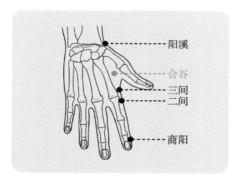

图 6-2-20　合谷

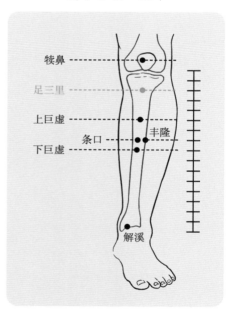

图 6-2-21　足三里

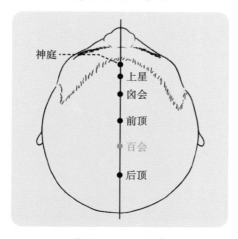

图 6-2-22　百会

说明：三阴交为足三阴经交会穴，可疏调足三阴之经气，以健脾益胃，调肝补肾，理气调血；太冲理气化瘀使血有所归；合谷活血通络、化瘀止血，尤其适用于血瘀导致的崩漏；足三里调补中气，使统血有权；百会补气升提、摄血止血。

【操作方法】

常规消毒相应穴位的皮肤，每次选取 2~3 穴，点刺放血数滴即可。每日 1 次，连续 3 日为 1 个疗程。

（五）保健按摩

1. 手部按摩

【选区】

取脑垂体、肾、生殖、生殖腺的手部对应区。（图 6-2-23）

说明：下丘脑 – 垂体 – 性腺轴功能正常，才能建立正常的月经。崩漏多源自于性激素的紊乱，故可选取脑垂体区及生殖腺区。"经水出诸肾"，肾气充足，经水方可适时下行，故选取肾区生殖区。

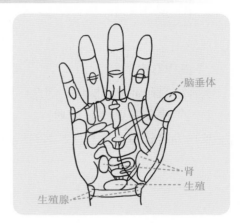

图 6-2-23　脑垂体、肾、生殖、生殖腺的手部对应区

【操作方法】

双手摩擦发热，各点按 100~300 次，每日 2 次。每 7 天为 1 个疗程，观察患者是否仍有异常的阴道流血。

2. 足部按摩

【选区】

取脑垂体、肾上腺、腹腔神经丛、肾、生殖腺的足部对应区（图 6-2-24）

说明：下丘脑 – 垂体 – 性腺轴功能正常，才能建立正常的月经。崩漏多源自于性激素的紊乱，故可选取脑垂体区及生殖腺区。"经水出诸肾"，肾气充足，经水方可适时下行，故选取肾上腺、肾区。因子宫位于下腹部，可刺激腹腔神经丛。

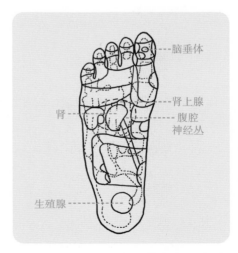

图 6-2-24　脑垂体、肾上腺、腹腔神经丛、肾、生殖腺的足部对应区

【操作方法】

以食指单勾施压按压脑垂体、肾上腺、生殖器、肾区；揉法揉压腹腔神经丛，每一部位揉压 2 分钟左右，每日 1 次。每 7 天为 1 个疗程，观察患者是否仍有异常的阴道流血。

（六）贴敷疗法

【选区】

下腹部、肾的足部对应区。（图 6-2-25）

【操作方法】

将蓖麻叶 1 张，捣烂，用医用纱布包在下腹部、肾的足部对应区上，用胶布固定，每日换药 1 次，5 日为 1 个疗程。

说明：蓖麻叶味苦、辛、性平；功能为祛风除湿、拔毒消肿；外用。现代药理研究其对子宫平滑肌有轻微抑制作用，且可使血压下降，减少子宫充血状态，从而缓解阴道异常流血的症状。

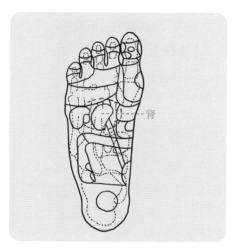

图 6-2-25　肾的足部对应区

（七）食疗

1. 血热瘀阻者

血热和血瘀合而为病，多以血热为主，热壅血脉而致血瘀，瘀久又易内生虚热，所以血热瘀阻者以滋阴清热、凉血祛瘀为治疗大法。

将切片后的 120g 鲜藕，与切碎后的 120g 鲜茅根，用水煮汁每日当茶饮，连服至崩漏血止后一周以巩固疗效。

鲜藕作为药食同源的植物，其味甘、性凉；生用有清热生津、凉血止血、散瘀血之功。现代药理研究，藕含有大量的单宁酸，有收缩血管作用，可用来止血。藕还能凉血，散血，中医认为其止血而不留瘀，是热病血症的食疗佳品。鲜茅根，《本草正义》提到其"白茅根，寒凉而味甚甘，能清血分之热，而不伤干燥，又不黏腻，故凉血而不虑其积瘀，以主吐衄呕血……并主妇女血热妄行，崩中淋带"。所以本品有凉血止血、清热解毒之功效。现代药理研究，白茅根粉能明显缩短血浆的复钙时间，具有明确的止血作用。

2. 脾虚与肾阴虚兼见者

脾虚与肾阴虚兼见者，治宜补益脾肾、固经止血。

取干银耳25g、冰糖适量、藕粉10g。将25g干银耳放入温水，浸泡30分钟，待银耳充分发开之后，换清水清洗干净，去根，将银耳撕成小朵，放入锅内，加水，大火煮开，再加入适量冰糖，一同沸煮10分钟左右，改为小火（煲汤模式），煲上一两个小时炖烂。最后加入10g藕粉冲服，每日早晚服用。

银耳味甘、淡、性平，具有补脾益气、滋阴润燥的功效，能增强人体免疫力；冰糖味甘、性平，有补中益气、和胃润肺的功效；藕粉则有清热生津、凉血止血之效。

饮食方面应注意：阴道流血量多者注意少吃大枣、山药、黄豆及豆制品、苹果等含植物性雌激素多的食物，以及辛辣等刺激性食物；适量吃瘦肉、鸡蛋、牛奶这些含有优质蛋白的食物。

第三节 闭经

闭经表现为女子16周岁月经尚未来潮，或已行经而后又中断6个月经周期以上者。前者称为原发性闭经，后者称为继发性闭经。临床也常见生理性闭经，即青春期前、妊娠期、哺乳期以及绝经期，均不作病论。结合临床重点阐述继发性闭经（简称闭经），通俗的说，闭经是月经后期的进一步加重，并常常伴有月经量少。西医学常见于多囊卵巢综合征的患者。

一、临床表现

中医学认为本病的病因病机不外虚实两端，虚者因肝肾不足、气血虚弱，导致血海空虚、无血可下；实者由气滞血瘀、寒气凝结以阻隔冲任、经血不通。治疗以虚者补而通之，实者泻而通之为原则。临床常见证型为肝肾不足、气血虚弱、气滞血瘀证。

（一）肝肾不足

肝肾不足者，肝主疏泄，藏血主筋，开窍于目；肾藏精，主生殖，开窍于前后二阴。二者血能生精，精能化血。所以，肝与肾主要是精与血的关系。若肝肾不足，即为精血不足、血海空虚、胞宫失养，导致无血可下，表现为月经后期、量少、逐渐闭经、素体虚弱，伴头晕耳鸣、腰膝酸软、眼干眼花、心悸失眠、多梦易惊、五心烦热、舌红苔少、脉沉细。

（二）气血虚弱

气血虚弱者，《素问·调经论》记载："血气不和，百病乃变化而生。"其气血不足，血行不利，冲脉不盛，胞宫空虚。症见月经逐渐后延，量少，色淡质稀，渐至闭经，伴头晕眼花，心悸气短，神疲肢倦，手脚冰凉，失眠多梦，腰酸腿沉，毛发不华，面色萎黄，舌淡苔少，脉沉缓或虚数。

（三）气滞血瘀

气滞血瘀者，多由情志不舒，或外邪侵袭引起肝失疏泄、气机不畅、日久不解，导致血行滞涩、瘀血内停。症见月经数月不行，精神抑郁，烦躁易怒，胸胁胀满，上腹胀痛或拒按，舌边紫暗，或有瘀点，脉沉弦或沉涩；寒凝血瘀者，见以往月经正常，突然经闭，数月不行，小腹疼痛拒按，得热痛减，四肢不温或带下量多色白，舌质淡或紫暗，或边有瘀点，脉沉涩。

二、外治方法

（一）穴位灸法

【治疗原则】

肝肾亏虚、气血不足者，以补益肝肾、充养气血为主，气滞血瘀、寒湿凝滞者，以活血化瘀、温经散寒为要。

【穴位选取】

主穴选取：关元、三阴交、天枢、合谷。（图 6-3-1~ 图 6-3-3）

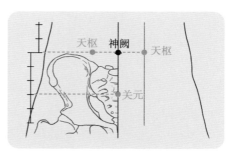

图 6-3-1　关元、天枢

说明：关元、三阴交调理脾、肾、肝及冲任二脉；天枢位于腹部，灸之活血化瘀、温经通络；合谷配三阴交能调畅充任，调理胞宫气血。

配穴加减：肝俞、太溪、血海、脾俞、足三里、太冲、膈俞、命门、大椎。（图 6-3-4~ 图 6-3-8）

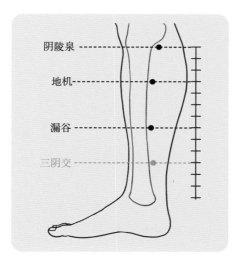

图 6-3-2　三阴交

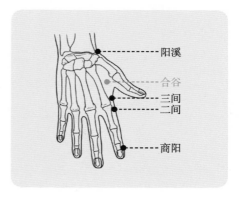

图 6-3-3　合谷

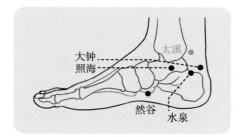

图 6-3-5　太溪

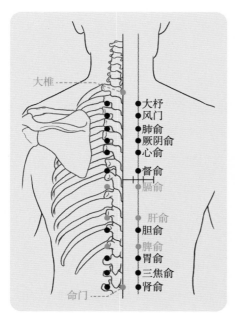

图 6-3-4　大椎、脾俞、膈俞、
肝俞、命门

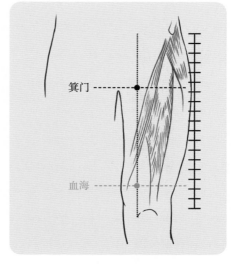

图 6-3-6　血海

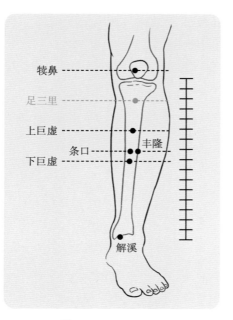

图 6-3-7　足三里

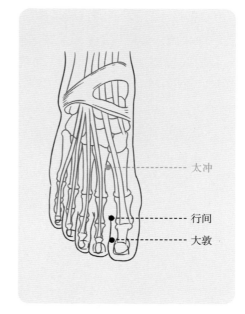

图 6-3-8　太冲

说明：肝肾亏虚加肝俞、太溪以补益肝肾、调理冲任；气血不足加血海、脾俞、足三里以健脾养胃、化生气血；气滞血瘀加太冲、膈俞以行气活血、化瘀通经；寒湿凝滞加命门、大椎以温经散寒、祛湿行滞。

【操作方法】

诸穴施以悬起灸常规操作，以温和灸法为主，即将艾条的一端点燃，对准应灸腧穴部位或患处，距离皮肤 2~3cm 进行熏烤，使患者局部有温热感、无灼痛为宜，一般每穴灸 15~20 分钟，至皮肤红晕潮湿为度。隔日治疗 1 次，3 个月为 1 个疗程，月经来潮时停止治疗，待经净后继续施以灸法，一般治疗 1 个疗程。

（二）耳穴压豆

【穴位选取】

脾、卵巢、交感穴、内分泌、肾、神门、肝、三焦、交感、皮质下。（图 6-3-9）

说明：气血两虚型闭经，选取脾、卵巢、交感穴；肝肾不足型闭经，选取内分泌、卵巢、肾、神门；气滞血瘀者选取肝、三焦、交感、皮质下。

【操作方法】

对选穴区常规消毒后，将王不留行籽置于 1cm 见方的医用胶布中间，偏于一侧耳穴，每一部位按压 30 秒，保留贴压物，次日更换，两耳交替进行治疗。3 个月为 1 个疗程，一般治疗 1 个疗程。若治疗期间月经来潮，则停止治疗，待经净后方继续治疗。

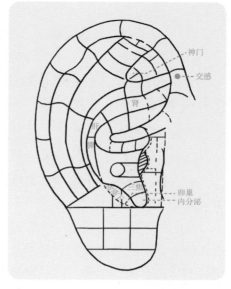

图 6-3-9　脾、卵巢、交感、内分泌、肾、神门、肝、三焦、皮质下

（三）保健按摩

1. 手部按摩

【穴位选取】

生殖区、肾区的手部对应区，手腕部、合谷穴。（图 6-3-10、图 6-3-11）

说明：本病病位在子宫、卵巢，手腕部对应生殖腺，故选取生殖区、

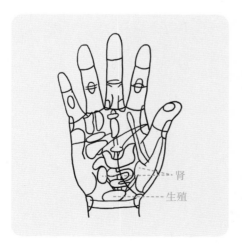

图 6-3-10　生殖、肾的手部对应区

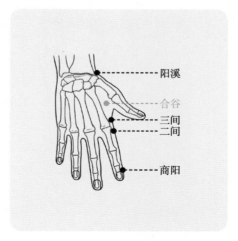

图 6-3-11　合谷

手腕部;"经水出诸肾",肾气充足,经水方可适时下行,故选取肾区;合谷活血通经,使气血、冲任调和,经闭可通。

【操作方法】

摩擦双手掌至温热,擦手腕部,摩擦生殖区、肾区,点揉合谷穴,每一部位治疗2分钟,每日1次。

2. 足部按摩

【穴位选取】

脑垂体、肾脏、生殖腺、甲状腺、腹腔神经丛、肾上腺反射区的足部对应区。(图6-3-12)

说明:下丘脑-垂体-性腺轴功能正常,才能建立正常的月经,故可选取脑垂体、生殖腺及甲状腺对应区。"经水出诸肾",肾气充足,经水方可适时下行,故选取肾上腺、肾脏对应区。因子宫位于下腹部,可刺激腹腔神经丛对应区。

【操作方法】

以食指单勾施压按压肾脏、脑垂体、生殖腺、甲状腺、肾上腺,揉法揉压腹腔神经丛;每一部位揉压2分钟左右,每日1次。3个月为1个疗程,一般治疗1个疗程。若治疗期间月经来潮,则停止治疗,待经净后方可继续治疗。

【穴位选取】

腹腔神经丛、脾、肾、卵巢反射区的足部对应区,涌泉穴。(图6-3-12)

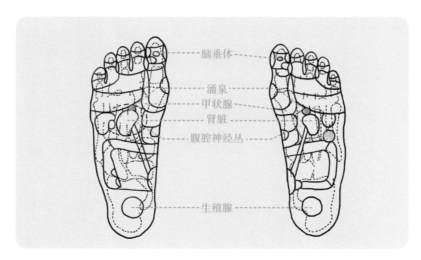

图6-3-12 脑垂体、肾脏、生殖腺、甲状腺、腹腔神经丛、脾、卵巢反射区的足部对应区,涌泉穴

因子宫位于下腹部，可刺激腹腔神经丛对应区；脾主后天气血、肾主先天之精，精血充盈经血方可正常下行，故选取脾、肾反射区及足少阴肾经腧穴涌泉穴；卵巢正常分泌雌孕激素，月经方能来潮，故可刺激卵巢对应区。

【操作方法】

用拇指、食指揉按涌泉穴 5 分钟，并捏住后足跟两侧用力按压 10 分钟，刮压腹腔神经丛，揉按脾反射区 4 分钟，然后揉按肾、卵巢反射区 5 分钟。每一部位揉压 2 分钟左右，每日 1 次。3 个月为 1 个疗程，一般治疗 1 个疗程。若治疗期间月经来潮，则停止治疗，待经净后方继续治疗。

（四）足部贴敷

取臭梧桐皮 150g、阿魏 90g，将臭梧桐皮煎熬去渣取汁，再入阿魏熬成膏，涂在布上，贴于腹腔神经丛足底对应区，保留 24 小时，隔天 1 次。3 个月为 1 个疗程，一般治疗 1 个疗程。若治疗期间月经来潮，则停止治疗，待经净后方继续治疗。适用于各型闭经。（图 6-3-13）

白胡椒、黄丹、火硝各 9g，共研成细末，加水适量，做成 3 个小饼，由于生殖腺的足底对应区，保留 24 小时，隔天 1 次。3 个月为 1 个疗程，一般治疗 1 个疗程。若治疗期间月经来潮，则停止治疗，待经净后方继续治疗。适用于寒湿血瘀型闭经。（图 6-3-13）

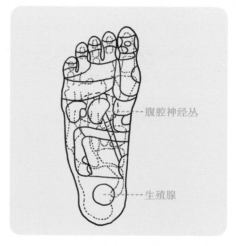

图 6-3-13 腹腔神经丛、生殖腺的足部对应区

（五）足浴

取益母草 30g、红花 10g，加适量清水煎煮 30 分钟，去渣取汁，与 2000ml 开水一起倒入盆中，待温度适宜后泡脚，每日 1 次，每次 30 分钟，功能为活血调经、祛瘀生新。适于血瘀型闭经。

（六）食疗

肝肾亏虚型闭经，取肉苁蓉 20g、海参 150g、红枣 4 枚（去核）、鸽蛋 12 个，食盐少许。

海参预先用水发透，去内脏、内壁膜，用水洗干净备用；鸽蛋先入清水锅中，煮熟，捞出，放入冷水内浸一下，剥去壳，备用；肉苁蓉用清水洗干净，切片备用；红枣4枚，用清水洗干净，去核，备用。将以上所有材料一起放入瓦煲中，加入适量清水，中火煲3小时，加入食盐少许调味。功能为补益肝肾、滋阴养血。

（七）针刺治疗

1. 血枯经闭

【穴位选取】

主穴选取：关元、足三里、归来。（图6-3-14、图6-3-15）

说明：关元为任脉与足三阴经交会穴，可补下焦真元而化生精血；足三里为足阳明胃经合穴，健脾胃而化生气血；归来位于下腹部，具有活血调经作用，为治疗闭经的效穴。

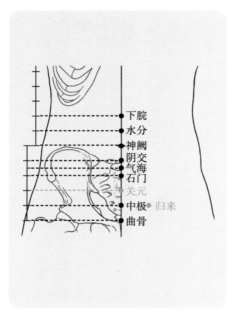

图6-3-14 关元、归来

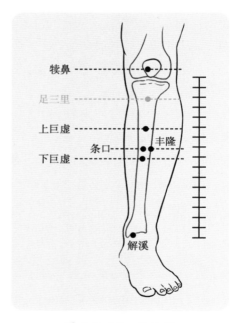

图6-3-15 足三里

【操作方法】

诸穴施以毫针补法常规操作，气虚者可针后加灸。3个月为1个疗程，一般治疗1个疗程。若治疗期间月经来潮，则停止治疗，待经净后方可继续治疗。

2. 血滞经闭

【穴位选取】

主穴选取：中极、血海、三阴交、合谷。（图 6-3-16~ 图 6-3-19）

说明：中极为任脉穴，能通调冲任、疏通下焦；血海、合谷、三阴经活血通经，三穴活血化瘀作用明显，同用可以使气血、冲任调和，经闭可通。

【操作方法】

诸穴施以毫针泻法常规操作，3 个月为 1 个疗程，一般治疗 1 个疗程。若治疗期间月经来潮，则停止治疗，待经净后方继续治疗。

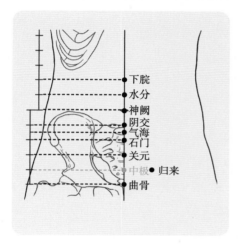

图 6-3-16 中极

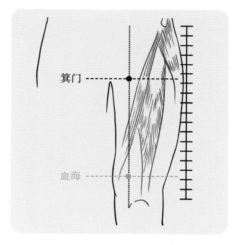

图 6-3-17 血海

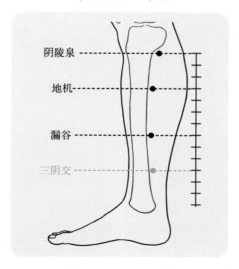

图 6-3-18 三阴交

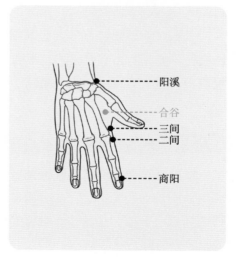

图 6-3-19 合谷

第四节 痛经

痛经是指月经期或行经前后出现周期性下腹部疼痛、坠胀，伴有腰酸痛或其他不适，影响日常生活和工作者。痛经分为无器质性病变的原发性痛经和有器质性病变的继发性痛经，原发性痛经临床多见，且中医外治效果良好，故重点阐述原发性痛经（以下简称痛经）。痛经的表现复杂多样，疼痛可放射到胁肋、乳房、腰骶部、股内侧、阴道或肛门等处，可伴有恶心、腹泻、汗出、头晕乏力、情绪烦躁等，一般于月经来潮前数小时即感到疼痛，成为月经来潮之先兆，重者疼痛难忍、面青肢冷、呕吐汗出、周身无力、甚至昏厥。

一、临床表现

中医学上讲痛经的发生与冲、任二脉及胞宫的生理周期变化密切相关，与肝、肾二脏也有关联，由经前到经期，血海由满盈到溢泻，应以通为顺，若受病邪因素影响，冲任、子宫阻滞，则不通则痛；经血下泄必耗伤气血，冲任、子宫失养则不荣而痛。故本病以虚实辨证，实证多以气滞血瘀、寒湿凝滞为主，虚症以肝肾亏虚为主。临床常见证型以实证为主。

（一）气滞血瘀型

气滞血瘀型痛经，多因经前情志不疏、忿郁内郁，导致肝气郁滞，肝脉血行不畅，胞宫气血瘀阻，不通则痛。症见经前或经期小腹胀痛，拒按，经量少，色紫暗有块，块下痛减，伴胸胁，乳房作胀，舌质暗或边有瘀点，脉弦滑。

（二）寒湿凝滞型

寒湿凝滞型痛经，多因经前或经期感寒或饮食寒凉等，导致寒气侵袭胞宫，胞宫血行凝滞，下血不畅，不通则痛。症见经前或经期小腹冷痛，得热痛减，拒按，经量少，色暗有块，伴畏寒身痛，恶心呕吐，便溏，舌淡暗，苔白腻，脉沉紧。

（三）肝肾亏虚型

肝肾亏虚型痛经，见素体虚弱者，肝肾不足，精血亏损，精血下不涵养胞宫，胞宫空虚，导致不荣则痛。症见经后小腹隐痛，月经色淡量少，伴腰膝酸软，头晕耳鸣，心悸失眠，多梦易惊，五心烦热，舌质淡红，脉沉细。

二、外治方法

（一）穴位灸法

【治疗原则】

寒湿凝滞、气滞血瘀者治以温经散寒、化瘀止痛；肝肾亏虚者治以补益肝肾、调补冲任。

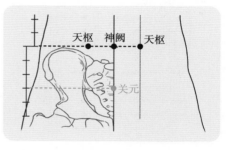

图 6-4-1　关元

【穴位选取】

主穴选取：关元、地机、三阴交、十七椎。（图 6-4-1~图 6-4-3）

说明：关元属任脉，通于胞宫，与足三阴经交会，灸之温经散寒、调

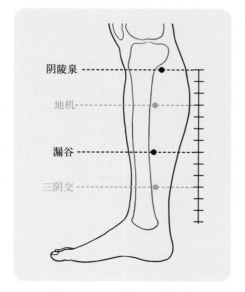

图 6-4-2　地机、三阴交

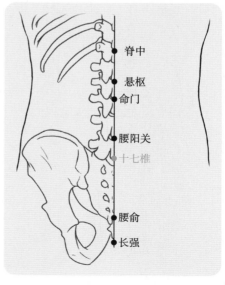

图 6-4-3　十七椎

补充任；三阴交为足三阴经的交会穴，调理脾、肝、肾；地机为足太阴脾经郄穴，足太阴经循于少腹部，阴经郄穴治疗血症，可调血通经止痛；十七椎是治疗痛经的经验效穴。

配穴加减：水道、归来、合谷、太冲、次髎、肝俞、肾俞。（图 6-4-4～图 6-4-7）

说明：寒湿凝滞加灸水道、归来以温经散寒、祛湿止痛；气血瘀滞者加合谷、太冲、次髎以调气活血、化瘀止痛；肝肾不足加肝俞、肾俞以补养肝肾、养血止痛。

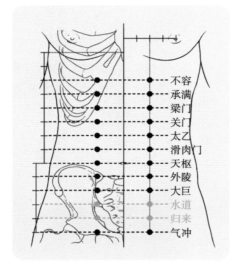

图 6-4-4　水道、归来

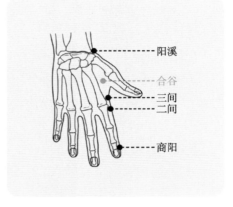

图 6-4-5　合谷

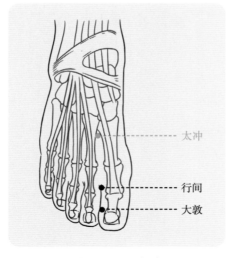

图 6-4-6　太冲

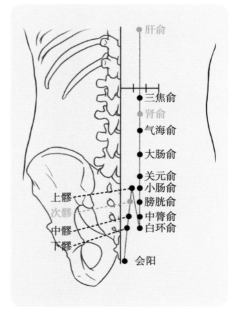

图 6-4-7　次髎、肝俞、肾俞

【操作方法】

将已点燃的艾条用右手夹持住，距离穴位皮肤 1~2 寸，每穴灸 5~10 分钟，于月经来潮前 3~5 天开始治疗，发作期每日治疗 1~2 次，间歇期可隔日 1 次。

（二）穴位贴敷

【穴位选取】

关元、三阴交、肾俞、阿是穴。（图 6-4-8~ 图 6-4-10）

说明：关元为任脉穴，可补益肝肾、温养冲任以止痛；三阴交为足三阴经交会穴，能调理肝、脾、肾，活血止痛；肾俞益肾固本、调理冲任止痛。阿是穴增强止痛效果。

【操作方法】

经前或经期用 1cm 见方的"痛舒宁硬膏"贴敷，每日换 1 次，连用至经期结束。连续 2~3 个月经周期。

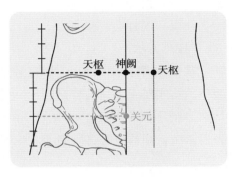

图 6-4-8　关元

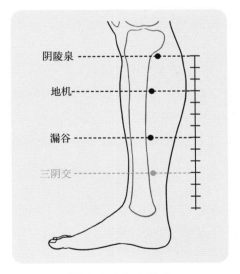

图 6-4-9　三阴交

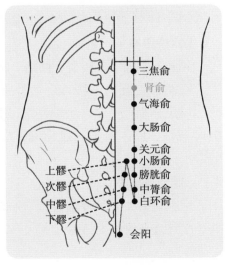

图 6-4-10　肾俞

（三）耳穴压豆

【**穴位选取**】

卵巢、内分泌、脾、皮质下、交感、肝、胃、神门。（图 6-4-11）

说明：寒湿凝滞型痛经，耳穴选取卵巢、内分泌、脾、皮质下、交感；肝郁气滞型痛经，选肝、胃、卵巢、交感；肝肾亏虚型痛经，选肝、肾、卵巢、内分泌、神门。

【**操作方法**】

常规消毒，用 1cm 见方的医用胶布，将中药王不留行籽贴压于一侧耳穴，按压 30 秒左右，保留贴压物，隔日 1 次，两耳交替进行治疗。

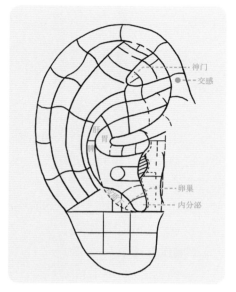

图 6-4-11　卵巢、内分泌、脾、皮质下、交感、肝、胃、神门

（四）激光理疗

【**穴位选取**】

关元、中极、三阴交、血海、次髎。（图 6-4-12~ 图 6-4-15）

说明：关元为任脉穴，可补益肝肾、温养冲任以止痛；中极为任脉穴，与足三阴经交会，可调冲任、理下焦之气；三阴交为足三阴经交会穴，能调理肝、脾、肾，活血止痛；血海活血通经止痛；次髎是治疗痛经的效穴。

【**操作方法**】

用小功率激光治疗仪，每穴照射 5 分钟，于月经中期开始，隔日 1 次，共 5 次，或在经前 5 日每日 1 次，2 个月经周期为 1 个疗程。

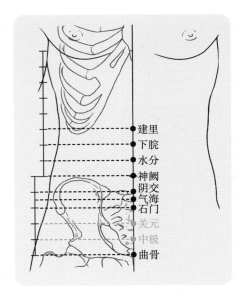

图 6-4-12 关元、中极

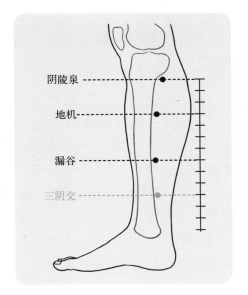

图 6-4-13 三阴交

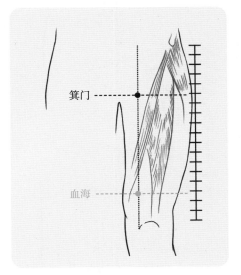

图 6-4-14 血海

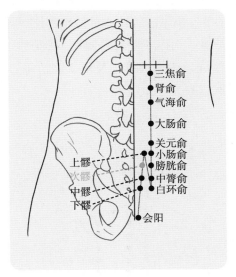

图 6-4-15 次髎

（五）推拿疗法

1. 捏脊法

【穴位选取】

督脉（大椎至长强）、肝俞、膈俞、肾俞、足三里。（图6-4-16~图6-4-18）

说明：督脉诸穴温阳益气、通经止痛；选肝俞、肾俞、足三里，意在肝脾肾同调、养血活血、通经活络止痛；膈俞养血活血、化瘀止痛。

【操作方法】

患者俯卧，实施者以食指、中指在前，拇指在后，捏起患者脊柱两侧皮肤，分别沿督脉及其两侧膀胱经内侧线，边拿边推，反复3遍，每日1次，3~10天为1个疗程。

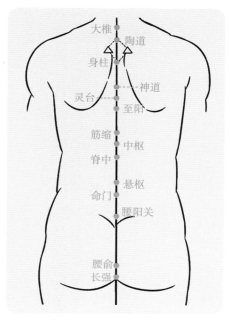

图 6-4-16　督脉（大椎至长强）

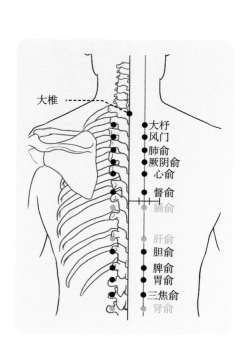

图 6-4-17　肝俞、膈俞、肾俞

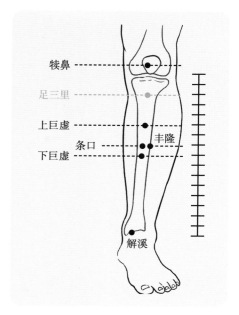

图 6-4-18　足三里

2. 推拿点穴法

主穴选取：地机、梁丘、中都、水泉、血海。（图 6-4-19~ 图 6-4-22）

说明：地机为足太阴脾经郄穴，为妇科调经要穴；梁丘补血活血止痛；中都功在疏肝理气、调经止痛；水泉具有清热益肾、通经活络之功用，可止痛；血海活血通经止痛。

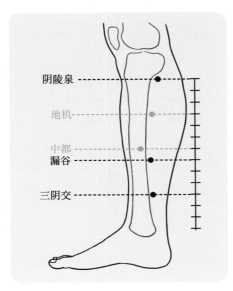

图 6-4-19　地机、中都

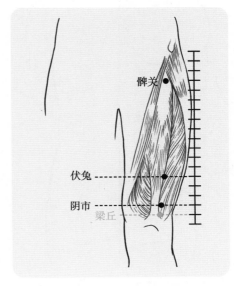

图 6-4-20　梁丘

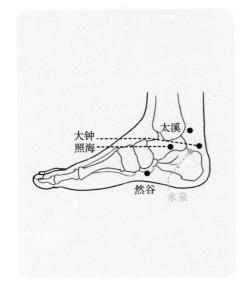

图 6-4-21　水泉

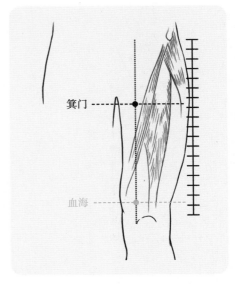

图 6-4-22　血海

配穴加减：大椎至长强、次髎、关元、气海、三阴交、肾俞、足三里。
（图 6-4-23~ 图 6-4-27）

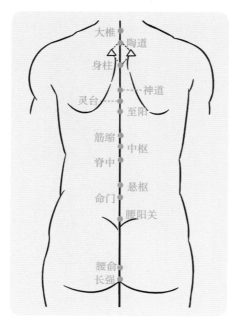

图 6-4-23　督脉（大椎至长强）

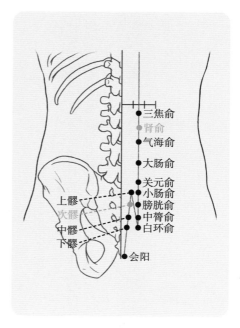

图 6-4-24　次髎、肾俞

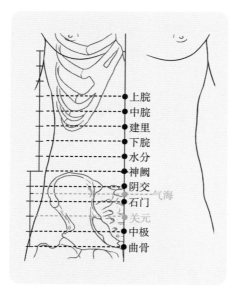

图 6-4-25　关元、气海

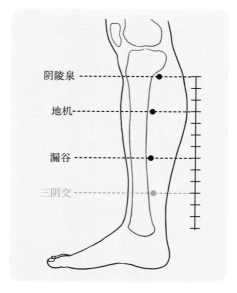

图 6-4-26　三阴交

说明：寒湿凝滞型加按捏督脉、次髎、关元以通阳散寒止痛；气滞血瘀型加按气海、三阴交，以疏肝顺气、散瘀止痛；肝肾亏虚型加按肾俞、足三里以益肾健脾、养血止痛。

【操作方法】

以手指着力于选取的穴位逐渐用力下压，并顺其穴位所在经络以手掌根反复推之。每次在行经前3天开始，连续推拿5次，3个月共治疗15次。

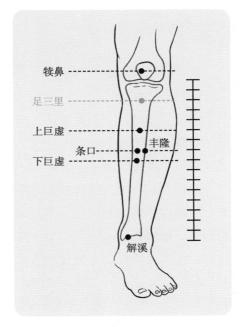

图 6-4-27 足三里

（六）耳部按摩

【穴位选取】

子宫、卵巢、会阴。（图 6-4-28）

说明：痛经病变部位在生殖器官，故选取耳部的对应区子宫、卵巢及会阴。

【操作方法】

双耳交替进行，一压一松，用力适中，重点按压子宫、卵巢、会阴等穴位，每部位揉按20~40次，每日进行3~5次。于经前3~5天开始，每日1次，每次15~20分钟，直至行经结束，连续治疗3个经期。

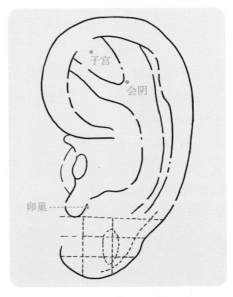

图 6-4-28 子宫、卵巢、会阴

（七）保健按摩

1. 手部按摩法

【穴位选取】

肾区、生殖区、生殖腺区、手部大小鱼际、心悸点的手部对应区（即第 4 和第 5 掌骨间隙）。（图 6-4-29）

说明：痛经病变部位在生殖器官，故选取手部的对应区生殖区、生殖腺区。按摩肾区以补肾益血、温养胞宫。按摩大鱼际具有疏通经络，解痉止痛，活血祛瘀的功效。按摩小鱼际可清热滋肾阴、调养冲任。按摩心悸点以发挥心主血脉之效而通络止痛。

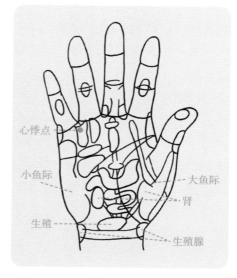

图 6-4-29　肾、生殖、生殖腺的手部对应区，手部大、小鱼际，心悸点

【操作方法】

以双手摩擦发热，推按大鱼际、小鱼际区，重按肾区、生殖区、生殖腺区，掐按第 4 和第 5 掌骨间隙，重按子宫点、心悸点。每穴 2 分钟，每日 1 次。同时可捏双手食指的三个关节。于经前 5~7 天开始，每日 1 次，每次 15~20 分钟，坚持到行经结束。

2. 足部按摩法

【穴位选取】

肾脏、脑垂体、生殖腺、腹腔神经丛的足部对应区，涌泉，然谷。（图 6-4-30、图 6-4-31）

说明：因子宫位于下腹部，可刺激腹腔神经丛对应区；下丘脑 - 垂体 - 性腺轴功能与正常的月经密切相关，故选取脑垂体、生殖腺。"经水出诸肾"，肾虚则精亏血少、冲任不足，进而胞脉失养、"不荣则痛"，故选取肾脏对应区，足少阴肾经腧穴涌

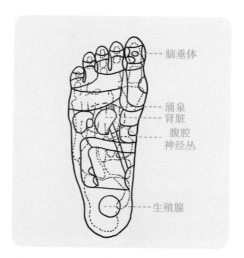

图 6-4-30　肾脏、脑垂体、生殖腺、腹腔神经丛的足部对应区，涌泉

泉、然谷以补养肾气。

【操作方法】

用压法压肾脏，再揉按脑垂体、腹股沟，重点揉按生殖腺、腹壁神经丛。每一部位 2 分钟，每日 1 次；或再以中等力度揉按涌泉穴 3~5 分钟，然后再按然谷穴 5~8 分钟，效果更佳，每日 1~2 次，也可交替按摩。

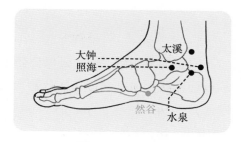

图 6-4-31　然谷

（八）浴水法

1. 手浴疗法

取山楂、盐胡索各 30g，五灵脂、苏木各 15g，血竭 20g，红花、干姜各 10g。将以上药物用纱布包好，加水 1000ml，煎煮 30 分钟，先熏后洗双手。每次 20~30 分钟，每日 2~3 次。适用于气滞血瘀型痛经。

2. 足浴疗法

热水足浴以暖身驱寒，每日 1~2 次；小茴香水 100g，水煮后待适宜温度后浴足，每日 1 次，以活血通络。

（九）足部贴敷

食盐 300g（研末），生姜 120g（切碎），葱头一把。将上药炒热，贴敷于下腹部的足部对应区。适用于寒湿凝滞型痛经。（图 6-4-32）

白芷、五灵指、青盐各 6g，上药共研细末，将肾区用湿布擦净后放药末在上面，上盖生姜 1 片，用艾灸之，隔天 1 次。适于气滞血瘀型痛经。

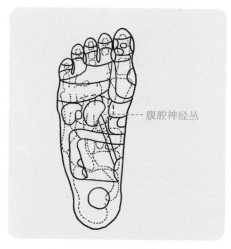

图 6-4-32　腹腔神经丛的足部对应区

（十）脐敷

取生吴茱萸粉 2 份，云南白药 1 份，陈醋适量。将上述药物用陈醋调和成面团状，治疗时每次取药膏如蚕豆大小纳神阙穴，外用伤湿止痛膏药贴固定。从月经第 6 天开始，每日一换，敷至月经干净时止。连续治疗 2 个周期为 1 个疗程。

（十一）取嚏法

取皂荚 3 份，冰片 1 份，将上药共研极细粉末装瓶备用，经前或经行腹痛时，取少许药末置于手掌中，搐鼻呼吸，倾刻张口收腹，喷嚏频发，继而周身微汗，精神振奋，小腹疼痛自止。

（十二）食疗

1. 寒凝气滞型

（1）取艾叶 18g 煎汤，去渣后加红糖适量，温服，经前或经期每天 2 次，连服 3~5 天即可。

（2）取生姜 3 片，大枣 5 枚，打碎，以沸水冲泡，每日代茶饮用。

2. 气滞血瘀型

（1）取鸡蛋两个、益母草 45g、延胡索 18g，同煮，蛋熟后去壳再煮片刻，去药渣，吃蛋喝汤，于经前开始服，每日 1 剂，连服 5~7 天。

（2）取丹参 500g，泡在酒内 20 天后，于经前取适量服用。

3. 肝肾不足型

（1）取 250g 羊肉切块先煮，再与大米适量，同煮粥调味服。

（2）取雄乌骨鸡 500g，切块与陈皮、高良姜各 3g，胡椒 6g，草果两枚，煮汤食用，具有温通经络、调经理气的功效。

（十三）针刺治疗

1. 实证

【穴位选取】

主穴选取：中极、三阴交、地机、次髎、十七椎（图 6-4-33~图 6-4-35）。

说明：中极为任脉穴，与足三阴经相交会，可通调冲任，理下焦之气；三阴交为足三阴经交会穴，能调理肝、脾、肾，活血止痛；地机为脾经郄穴，善于止痛治血，取之能行气活血止痛，十七椎、次髎是治疗痛经的经验效穴，单用即效。

【操作方法】

诸穴施以毫针泻法常规操作，于经前 3~5 天开始，每日 1 次，每次留针 15~20 分钟，直至行经结束，连续治疗 3 个经期。寒凝者加艾灸。

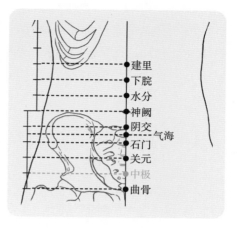

图 6-4-33　中极

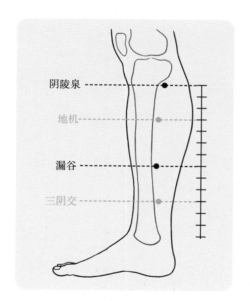

图 6-4-34　三阴交、地机

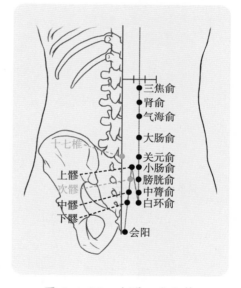

图 6-4-35　次髎、十七椎

2. 虚证

【穴位选取】

主穴选取：关元、足三里、三阴交、次髎、十七椎（图 6-4-36~图 6-4-39）。

说明：关元为任脉穴，又为全身强壮要穴，可补益肝肾，温养冲任；足三里为足阳明胃经穴，功擅补益气血；三阴交可调理肝、脾、肾，健脾益气养血。三穴合用，使气血充足，胞宫得养，冲任自调。十七椎、次髎是治疗痛经的经验效穴。

【操作方法】

诸穴施以毫针补法常规操作，于经前 3~5 天开始，每日 1 次，每次留针 15~20 分钟，直至行经结束，连续治疗 3 个经期。

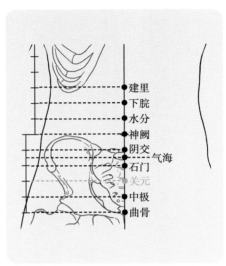

图 6-4-36　关元

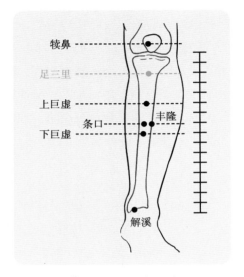

图 6-4-37　足三里

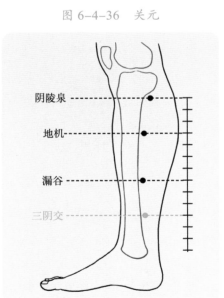

图 6-4-38　三阴交

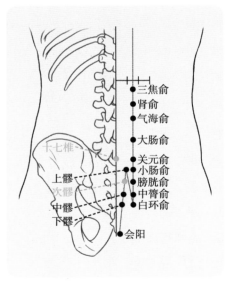

图 6-4-39　次髎、十七椎

第五节 经行前后诸证

女性每值经期或月经前后周期性的发生某些精神和躯体症状者。如精神紧张、烦躁易怒、神经过敏、头晕头痛、失眠多梦、乳房胀痛、浮肿、腹泻、口舌糜烂等，严重影响患者生活和工作质量。临床常见于经前 7~14 天出现上述症状，于经前 2~3 天加重。本病的临床表现个体差异性较大，即每个人的表现症状不同，病情也有轻有重，轻者可以忍受，严重者影响工作和生活，以城市妇女和脑力劳动妇女多见。西医称之为经前期综合征。

一、临床表现

月经以血为本。中医上讲肝藏血，肾藏精，而精化血；脾统血，主运化，是气血生化之源。女性行经之前，阴血下注冲任，血海充盈，而全身阴血相对不足；肝、脾、肾的功能失调，气血、经络失和是导致经行前后诸证的重要因素。临床常见肝郁气滞、肝肾阴虚以及气血虚弱证。

（一）肝郁气滞证

肝郁气滞证，多因性格抑郁，或经前情志不舒，或大怒伤肝，导致肝失条达、肝气不舒、气机壅滞，故出现胁肋、乳房胀痛；肝郁日久化火，上扰清窍，可导致头晕头痛、失眠、烦躁，肝木侮脾土、脾失健运则经行腹泻；气滞血行不畅，经前小腹、乳房刺痛，拒按，经色紫暗有块。

（二）肝肾阴虚证

肝肾阴虚者，常因素体阴虚，临行经之前，阴血更虚，阴虚而水不涵木，木火上炎则经行头晕头痛，烦躁失眠，发热或口舌生疮久不愈合。

（三）气血虚弱证

气血虚弱证，多因素体亏虚、气血不足，而经期阴血下注，气血更弱，经脉失养，故经行身痛或酸楚麻木。血虚生风，可致经行风疹块。

二、外治方法

（一）穴位灸法

【治疗原则】

气滞血瘀者以疏肝解郁、行气活血为主；气血不足者以益气养血为要；肝肾阴虚者以滋养肝肾为主。

【穴位选取】

主穴选取：神门、百会、太冲、三阴交。（图6-5-1~图6-5-4）

说明：神门属于心经原穴，可镇静宁神；百会位于头顶，为督脉入脑之处，可安神宁志；太冲为肝经原穴，有疏肝解郁、清肝养血的作用；三阴交是脾、肝、肾三经交会穴，可健脾摄血、补益肝肾，为治疗妇科疾病的要穴。

配穴加减：足三里、脾俞、肝俞、合谷、膈俞、四神聪、内关、水沟、神庭。（图6-5-5~图6-5-10）

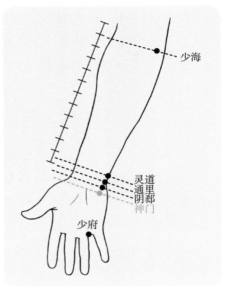

图6-5-1　神门

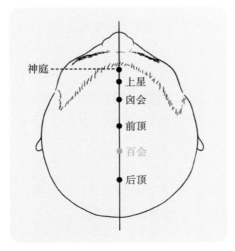

图6-5-2　百会

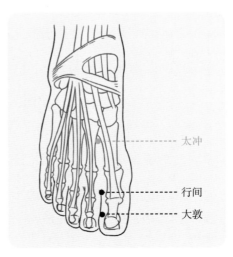

图6-5-3　太冲

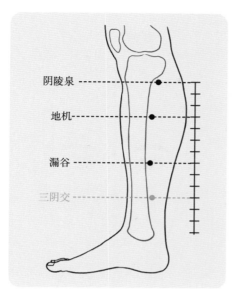

图 6-5-4　三阴交

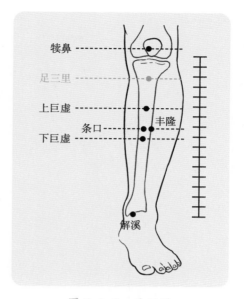

图 6-5-5　足三里

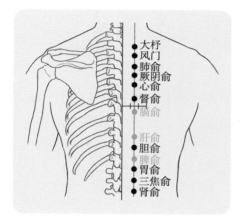

图 6-5-6　膈俞、肝俞、脾俞

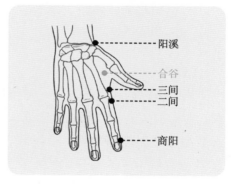

图 6-5-7　合谷

说明：气血不足者加足三里、脾俞培补后天之本；肝肾阴虚加肝俞补肝肾、益精血、养血柔肝；气滞血瘀加合谷、膈俞行气活血；头痛眩晕加四神聪调神止痛；乳房胀痛加内关以行气止痛；情志异常、烦躁易怒加水沟、神庭以安神定志。

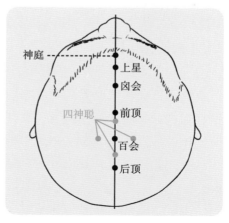

图 6-5-8　四神聪

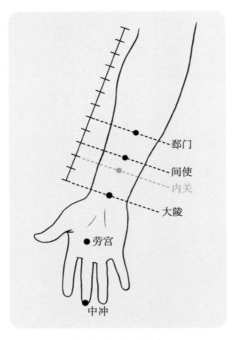

图 6-5-9　内关

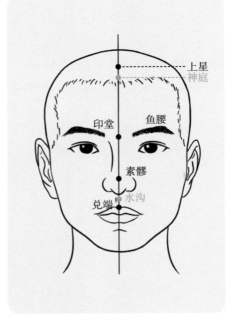

图 6-5-10　水沟、神庭

【操作方法】

诸穴施以温和灸法为主，对所选穴区进行常规消毒，将艾条的一端点燃，对准应灸的腧穴部位或患处，约距离皮肤 2~3cm 进行熏烤，使患者局部有温热感无灼痛为宜，一般每穴灸 15~20 分钟，至皮肤红晕潮湿为度。以月经来潮前 3~5 天开始治疗。至月经来潮为 1 个疗程，连续治疗 3 个疗程。

（二）耳穴压豆

【穴位选取】

主穴选取：肝、肾、内分泌、皮质下。（图 6-5-11）

说明：女子气血柔和有度与肝、肾密切相关。气血运行舒畅，则经行诸症自消。从西医理论而言，女性月经异常与激素水平、卵巢功能的异常明显相关，故耳穴可选取皮质下以及内分泌穴。

配穴加减：枕、颞穴、胸、胸椎穴区、神门、垂前、三焦、缘中。（图 6-5-11）

说明：头痛者加枕或颞穴；乳房胀痛加胸或胸椎穴区；失眠加神门、垂前；四肢肿胀加三焦、缘中穴。

【操作方法】

选取穴常规消毒后，取王不留行籽用胶布贴牢，按压强度以自身能忍受为宜，每日自行按压 10~20 下，每隔 3~5 天交替贴压。于月经前 3~7 天开始按压，至月经来潮为 1 个疗程，3 个疗程有效。

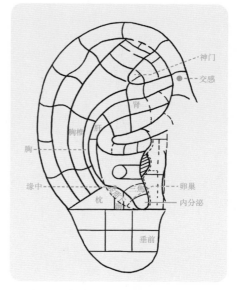

图 6-5-11　肝、肾、内分泌，皮质下、枕、颞、胸、胸椎、神门、垂前、三焦、缘中

（三）按摩疗法

1. 舒肝

【操作方法】

患者俯卧，实施者用单掌从上背推至腰部数遍，双掌沿背中线向背腰两侧反复分推；用单掌反复揉压膀胱经线。

2. 温肾

【穴位选取】

八髎穴。（图 6-5-12）

【操作方法】

以单掌横搓擦腰骶部，擦至发热为佳；再以指背关节揉压八髎穴。

3. 培补下元

【穴位选取】

三阴交、曲骨、关元、中极、气海、肓俞、气冲。（图 6-5-13、图 6-5-14）

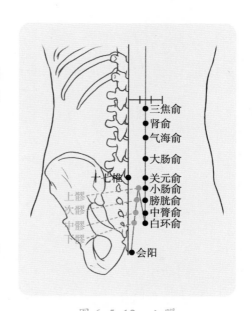

图 6-5-12　八髎

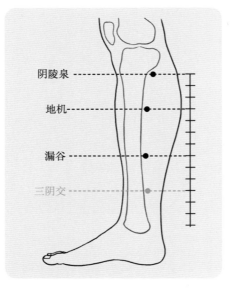

图 6-5-13 三阴交

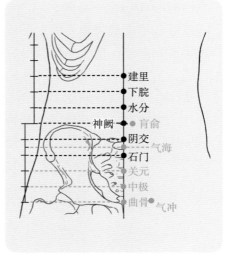

图 6-5-14 曲骨、关元、中极、气海、肓俞、气冲

【操作方法】

单掌顺时针方向缓缓摩揉小腹部；四指并拢缓揉三阴交至曲骨及两侧冲脉；叠掌揉压小腹部；拇指点揉关元、中极、气海、肓俞穴；双手大鱼际同时压放两侧气冲穴；再以单掌横擦小腹，使热透腹中为佳。

4. 镇静

【穴位选取】

神门、合谷。（图 6-5-15、图 6-5-16）

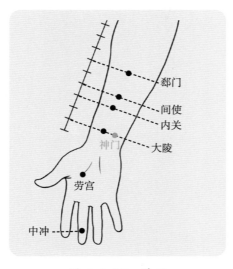

图 6-5-15 神门

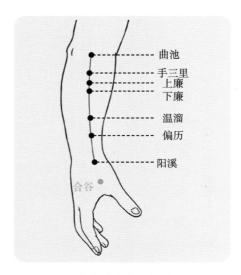

图 6-5-16 合谷

【操作方法】

点揉神门、合谷穴，自上而下揉拿手臂，着重拨揉内侧三阴经线，双掌揉搓手臂上下数遍而结束。

5. 安神催眠

【操作方法】

患者正坐，施术者站其身后，双手四指分别放于头顶两侧，双拇指自正中线沿枕骨下缘向两侧分推至耳后数遍；双拇指沿枕骨下缘向两侧分压至乳突数遍。

6. 消肿

【操作方法】

双手从内侧夹住小腿下端，双拇指放于后方，由下而上推数遍。双手由下而上做揉拿法，即向心推拿法，可助消肿。

（四）外敷法

艾叶 10 份，公丁香、乳香、没药、五灵脂、青盐 1 份。将上药共研细末，混匀，白棉布做成 15~20cm 圆形小袋。取 20g 药推成薄饼，用袋子系于脐部，每个月经周期换 1 次，3 个月为 1 个疗程。

吴茱萸 60g，研末，用米醋、鸡蛋清调糊，睡前敷涌泉穴。

取柴胡、香附、元胡、当归、川芎、艾叶、蛇床子各 15g，以上药研末为药芯装入腹袋，用拉带及带扣拉紧固定。此袋与经前症状出现时对脐敷上，行经开始至 3 天后取下，3 个月连续使用有效。

（五）保健按摩

1. 手部按摩

【穴位选取】

取手部生殖区、肾区、命门点，合谷，少泽，前谷，后溪，液门，内关，神门，手部心、肾区。（图 6-5-17~ 图 6-5-20）

说明：本病病位与生殖器官及肾相关，故选取生殖区、肾区；命门点补养肾气；液门穴降浊升清；少泽、前谷与后溪属小肠经，内关属心包经，神门属心经，再配以手部心区，可清心热、滋肾阴以使君相安位、诸症得消。

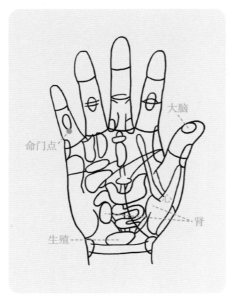

图 6-5-17 生殖、命门点、心、肾、大脑的手部对应区

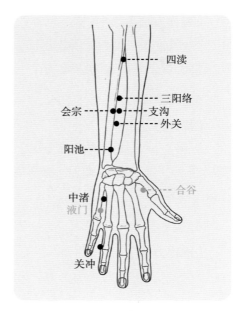

图 6-5-18 合谷、液门

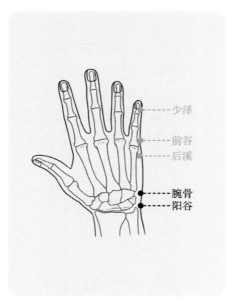

图 6-5-19 少泽、前谷、后溪

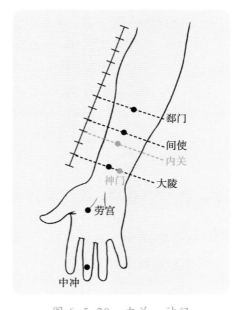

图 6-5-20 内关、神门

【操作方法】

擦热手掌，推摩生殖区、肾区。点按命门点、合谷、少泽、前谷、后溪、液门。每处 1 分钟，每日 1 次；或按摩内关、神门穴各 5 分钟；点揉手部心、肾区各 30~50 下；掐揉大脑区 3 分钟。每日或隔日 1 次，10 次为

1个疗程；或用拇指、食指在穴位缓慢轻度摩擦，由轻转重再由重转轻，以穴位发热为度，每日1次或数次。10次为1个疗程。

2. 足部按摩

【穴位选取】

肾反射区、脾反射区、肝反射区、心反射区、足少阴经穴涌泉及足太阴脾经穴位三阴交；垂体反射区、大脑反射区、小脑反射区、额窦反射区、生殖反射区、肾上腺反射区、脑干足部反射区以及颈项反射区，输尿管反射区、膀胱反射区、腹腔神经丛反射区。（图6-5-21~图6-5-23）

说明：依据中医理论女子经血来潮与肝、脾、肾三脏密切相关，穴位选取肾反射区、脾反射区、肝反射区、心反射区、足少阴经穴涌泉及足太阴脾经穴位三阴交；下丘脑-垂体-性腺轴功能正常才能建立正常月经，穴位选取垂体反射区、大脑反射区、小脑反射区、额窦反射区、生殖腺反射区、肾上腺反射区、脑干足部反射区以及颈项反射区；依据病变部位，穴位选取输尿管反射区、膀胱反射区、腹腔神经丛反射区。

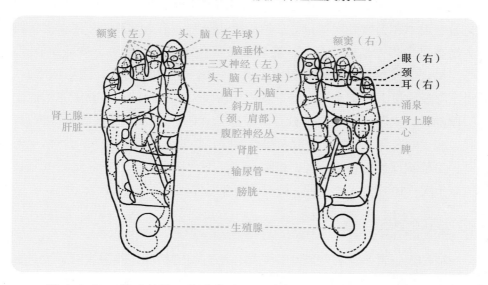

图6-5-21　肾反射区、脾反射区、肝反射区、心反射区、涌泉、垂体反射区、大脑反射区、小脑反射区、额窦反射区、生殖腺反射区、肾上腺反射区、脑干足部反射区、颈项反射区、输尿管反射区、膀胱反射区、腹腔神经丛反射区

【操作方法】

手足冰凉者按揉肾、输尿管、膀胱反射区各3分钟，用中度手法推揉足心涌泉穴，感觉微微发热为佳；精神紧张者揉按肾、肾上腺、膀胱、输

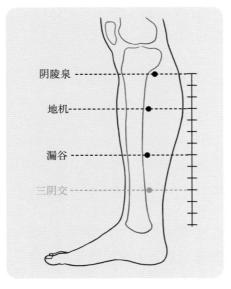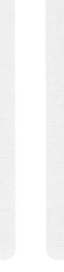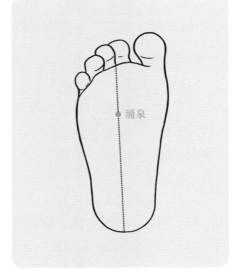

图 6-5-22　三阴交　　　　　　　图 6-5-23　涌泉

尿管反射区 3 分钟，然后揉按心、大脑、腹腔神经丛反射区 3 分钟；全身乏力者用中等力度先揉按足心，然后揉搓十趾，至微微发热，用食指单钩法刮擦足内侧，至皮肤发红，然后揉按肾、输尿管、膀胱反射区 3 分钟；心情抑郁者按摩足底腹腔神经丛、肾、大脑、垂体反射区，然后按摩肝、肾上腺反射区，三阴交及小脑、脑干足部反射区 3 分钟；头痛者先用点法按摩额窦、大脑反射区各 3 分钟，在以较大的力度点按并且结合推按肾、肝、脾反射区各 2 分钟；失眠者按摩大脑、额窦、心反射区各 4 分钟，脾、肾、生殖腺反射区各 2 分钟，按摩颈项、肝反射区各 3 分钟。每日或隔日按摩 1 次，10 次为 1 个疗程。连续治疗 3 个疗程。

（六）足浴

精神紧张者多伴有四肢冷、头痛，治宜温通经脉、养阴安神，取丹参 15g、麦冬 20g、大枣 20g。加清水煎制，取药液和热水足浴，每天 1 次，每次 40 分钟。

全身乏力者取黄芪 5g、炙甘草 6g、桂枝 9g、芍药 18g、生姜 9g，加清水煎制，取药液和热水足浴，每天 1 次，每次 40 分钟。

肝郁难舒者以橘皮 100g、橘核 50g、橘络 8g，加清水煮，取药液和热水一同入盆足浴，每日 1 次，每次 40 分钟。

失眠者以荷叶、丹参各 25g，红花 10g，川椒 5g。清水煎煮，取药液与热水一同入盆足浴，每天 1 次，每次 30 分钟；或以磁石 30g，菊花、黄芩、夜交藤各 15g，水煮后热浴足，每晚 1 次。

（七）食疗

失眠者以莲子 30g、百合 15g，加适量冰糖共煮之，功能为补脾益肺、养心益肾。

头痛者以菊花 10g、粳米 50g，共煮之，可清肝明目。

精神紧张者以龙眼肉 50g，加适量冰糖共煮之，日服 2 次以养血安神。

手足冰凉者以枸杞子 100g、山药 500g、羊肉 500g，加适量调味品共煮，功可补益气血、温中散寒。

第六节　经断前后诸证

女性在绝经期前后由于性激素减少所致的一系列躯体及精神心理症状。如月经紊乱，情志异常，潮热盗汗，眩晕耳鸣，心悸，心烦失眠，浮肿，便溏等。西医学叫作围绝经期综合征，包括绝经前期、绝经期及绝经后期。本病发生年龄平均在 45~55 岁，因体质、生活环境等因素的影响，临床症状因人而异。

一、临床表现

本病主要病机为妇女绝经前后，肾气渐衰，冲任二脉虚衰，天癸渐竭，精血不足，气血失调，脏腑功能紊乱，肾之阴阳失和所致。临床常见肾阴虚、肾阴阳两虚之证。

（一）肾阴虚证

肾阴虚证者多兼有肝肾阴虚，心肾不交，素体阴虚或产乳过多，精血耗伤，天癸渐竭，阴血亏虚，阴虚则阳失潜藏，或水不涵木致肝阳上亢，水火不济则心肾不交。临床表现为月经紊乱，经色鲜红，量或多或少，伴头晕耳鸣，心烦易怒，潮热盗汗，五心烦热，腰膝酸软，皮肤瘙痒，阴道干涩，尿少色黄，舌红少苔，脉细数。

（二）肾阴阳两虚证

肾阴阳两虚者，因肾为水火之宅，内藏元阴元阳。阴阳互根，故肾阳不足，日久阳损及阴；日久也可阴损及阳，从而导致肾阴阳两虚。症见绝经前后，头晕耳鸣，健忘，乍寒乍热，颜面烘热，汗出恶风，腰背冷痛，月经紊乱或闭经，舌质淡，苔薄白，脉沉细。

二、外治方法

（一）穴位灸法

【治疗原则】

益肾宁心，调和冲任，疏肝健脾，畅达情志为基本大法。

【穴位选取】

主穴选取：百会、关元、肾俞、太溪、三阴交。（图 6-6-1～图 6-6-5）

说明：百会位于巅顶，属于督脉，可升清降浊、平肝潜阳、清利头目；关元属于任脉，可补益元气、调和冲任；肾俞为肾之背俞穴，太溪属肾经原穴，二穴合用可补肾气、养肾阴、充精血、益脑髓、强腰壮膝；三

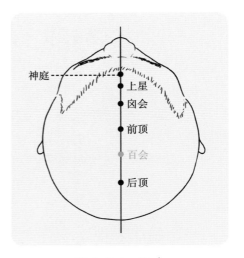

图 6-6-1　百会

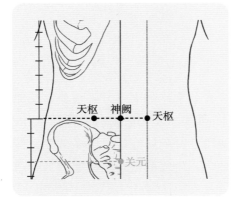

图 6-6-2　关元

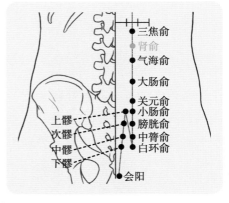

图 6-6-3　肾俞

阴交属于脾经，通于任脉和足三阴经，能健脾、疏肝、益肾、理气开郁、调补冲任。

配穴加减：心俞、神门、劳宫、内关、太冲、涌泉、气海、脾俞、足三里。（图 6-6-6~ 图 6-6-11）

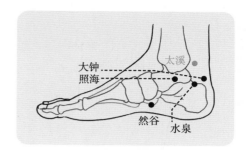

图 6-6-4　太溪

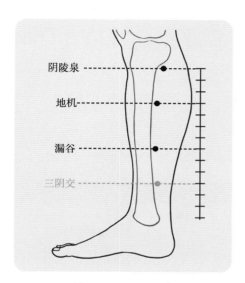

图 6-6-5　三阴交

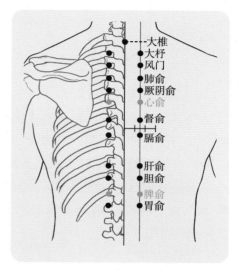

图 6-6-6　心俞、脾俞

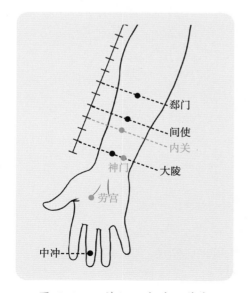

图 6-6-7　神门、内关、劳宫

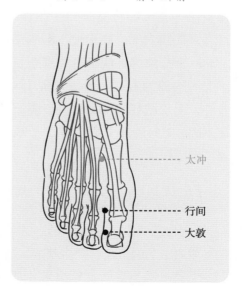

图 6-6-8　太冲

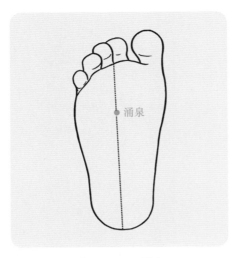

图 6-6-9　涌泉

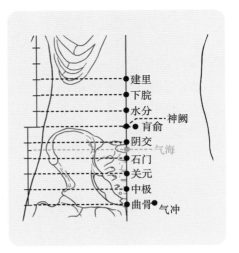

图 6-6-10　气海

说明：心肾不交、心火内扰加心俞、神门、劳宫、内关以清虚火、养心神；肝肾阴虚、肝阳亢盛加太冲、涌泉以疏肝理气、育阴潜阳；脾肾阳虚加气海、脾俞、足三里以健脾益气、温补肾阳。

【操作方法】

诸穴施以悬起灸常规操作，以温和灸法为主，即将艾条的一端点燃，对准应灸腧穴部位或患处，距离皮肤2~3cm进行熏烤，使患者局部有温热感、无灼痛为宜，一般每穴灸15~20分钟，至皮肤红晕潮湿为度。隔日治疗1次，3个月为1个疗程，一般治疗1个疗程。

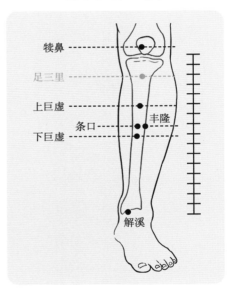

图 6-6-11　足三里

（二）耳穴压豆

【穴位选取】

皮质下、内分泌、内生殖器、肾、神门、交感穴。（图 6-6-12）

说明：绝经后，女性会发生雌激素减少、降钙素减少等内分泌变化，从而在围绝经期产生一系列症状。为缓解这些症状，使体内女性的内分泌缓慢改变，防止剧变尤为重要，故选取皮质下、内分泌、内生殖器以及交感穴等穴位。同时选取肾与神门，滋肾阴以填精益髓、清心热以除潮热盗汗。

【操作方法】

选取穴常规消毒后，取王不留行籽用胶布贴牢，按压强度以自身能忍受为宜，每日自行按压 30 秒左右，等耳部有热痛感停止，2 日 1 次，两耳交替治疗。1 个月为 1 个疗程。连续治疗 3 个月。

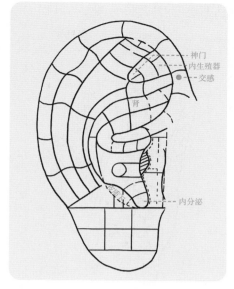

图 6-6-12 皮质下、内分泌、内生殖器、肾、神门、交感

（三）保健按摩

1. 手部按摩

【穴位选取】

肾区、生殖器、生殖腺区的手部对应区、腕关节，大、小鱼际区。（图 6-6-13）

说明：绝经会导致女性性激素、甲状腺激素、胰岛素等激素水平发生明显变化，导致女性出现潮热、盗汗以及心烦等肾阴虚症状。防止因激素水平剧变导致的不适，故选大鱼际以疏通经络，小鱼际以清热滋肾阴、调养冲任；选取肾区以补肾滋阴益；选取生殖器、生殖腺区以刺激生殖器官分泌的激素稳定下调。

【操作方法】

擦热双手掌，点按肾区、生殖区、生殖腺区，擦腕关节，推揉大鱼际区、小鱼际区，掐捻小手指。每一穴区 1 分钟，每日 1 次。1 个月为 1 个疗程。连续治疗 3 个月。

2. 足部按摩

【穴位选取】

头颈项、肾上腺、脑垂体、子宫、生殖腺、甲状腺、胰腺、腹腔神经

丛的足部对应区。（图 6-6-14）

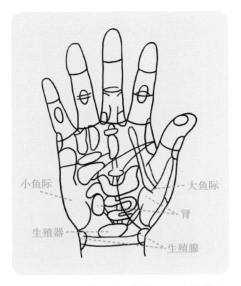

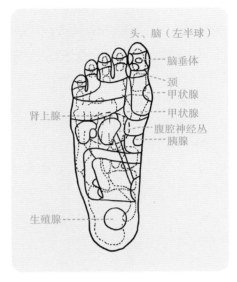

图 6-6-13　肾、生殖器、生殖腺手部对应区，大、小鱼际区

图 6-6-14　头颈项、肾上腺、脑垂体、子宫、生殖腺、甲状腺、胰腺、腹腔神经丛

说明：绝经会导致女性性激素、甲状腺激素、胰岛素等激素水平会发生明显变化，导致女性出现潮热、盗汗以及心烦等症状。防止因激素水平剧变导致的不适，故选取头颈项、肾上腺、脑垂体、生殖腺、甲状腺、胰腺。同时配合对生殖器官的刺激，选取子宫、腹腔神经丛的足部对应区。

【操作方法】

以一手持脚，另一手半握拳，食指弯曲，以食指第一指间关节顶点施力，定点按摩头颈项、肾上腺、脑垂体、子宫、生殖腺、甲状腺、胰腺。以拇指螺纹面按于手部穴区上，腕部放松，以肘部为支点，前臂做主动摆动，带动腕部和掌指作轻柔和缓的旋转揉动，揉按腹腔神经丛。每处 2 分钟，每日 1 次。1 个月为 1 个疗程。连续治疗 3 个月。

（四）拔罐法

【穴位选取】

心俞、脾俞、肾俞。（图 6-6-15）

说明：选取肾俞、心俞意在补益精血、清泻虚热；配合脾俞调养气血生化之源。

【操作方法】

取颈 7 到腰 5 的督脉、膀胱经（双侧），大腿部足阳明胃经循行路线，用走罐法在各条经络操作 3 遍后，于心俞、脾俞、肾俞处留 5~10 分钟，隔日 1 次。1 个月为 1 个疗程。连续治疗 3 个月。

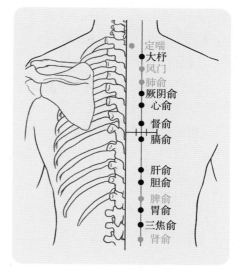

图 6-6-15　定喘、风门至肺俞、脾俞至肾俞

（五）推拿法

【穴位取穴】

肝俞、肾俞、百会、曲池、内关、三阴交、太溪、涌泉。（图 6-6-16~图 6-6-21）

百会位于巅顶，属于督脉，可升清降浊、清利头目；肾俞为肾之背俞穴、太溪、涌泉属肾经，三穴合用以补肾气、养肾阴；肝俞疏肝理气、调

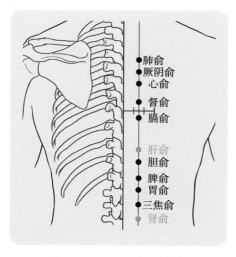

图 6-6-16　肝俞、肾俞

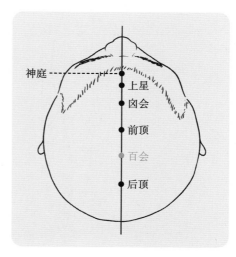

图 6-6-17　百会

畅气机；曲池清泻虚热；内关可宁心安神；三阴交为足三阴经交会穴，可调理阴经气血。

【操作方法】

患者取俯卧位，实施者双手由肩背部沿膀胱经路线推至足跟，或从胸胁部沿肝经路线，抚至外踝，全身放松，推拿经线过程中着重点按上述诸穴。拇指揉拿小腿后部数遍，拇指重压跟腱 1~2 分钟，后快摩百会百次。隔日 1 次，1 个月为 1 个疗程。连续治疗 3 个月。

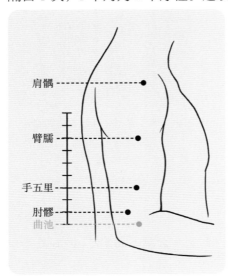

图 6-6-18　曲池

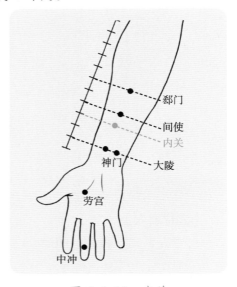

图 6-6-19　内关

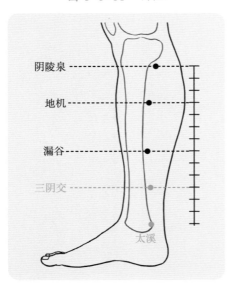

图 6-6-20　三阴交、太溪

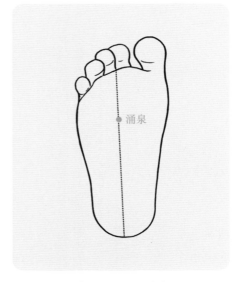

图 6-6-21　涌泉

（六）足浴法

远志 9g，红花 9g，酸枣仁、磁石、龙骨、桃仁各 15g。以上药水煎两次，将两次药汁充分混合后，双足悬于药液上熏蒸，待温度适宜，将双足浸于药中，充分浸泡，每次浸泡 30 分钟，每晚睡前 1 次，半个月为 1 个疗程。

（七）穴位贴敷法

【穴位选取】

关元、气海、肾俞、肝俞、心俞、太溪、三阴交、足三里。（图 6-6-22~ 图 6-6-26）

说明：关元、气海属任脉，可补益元气、调和冲任；肾俞为肾之背俞穴、太溪属肾经，二穴合用以补肾气、养肾阴；肝俞疏肝理气、调畅气机；心俞宁心安神；气海三阴交为足三阴经交会穴，可调理阴经气血。足三里可调理脾胃，使气血生化得度。

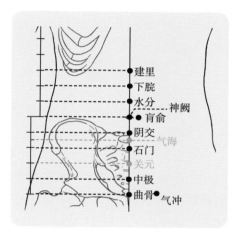

图 6-6-22 关元、气海

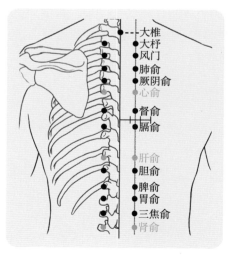

图 6-6-23 肾俞、肝俞、心俞

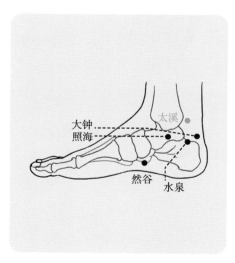

图 6-6-24 太溪

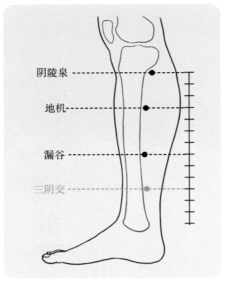
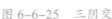

图 6-6-25　三阴交

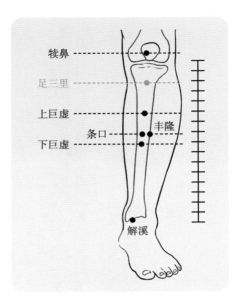

图 6-6-26　足三里

【操作方法】

用白芥子捣泥置于穴位上，用胶布固定，2~4 小时局部灼热瘙痒感时去掉；如皮肤发泡溃破，用紫药水外擦，隔日敷药 1 次，每次取穴一组，交替外敷，10 次为 1 个疗程；取五倍子 50g 捣末，炒热后装入棉纱袋内置于脐上（神阙穴）热敷 15 分钟后取下，每日 1 次，半个月为 1 个疗程。

（八）药枕

取茯苓 50g、菊花 80g、钩藤 80g、竹叶 50g、灯芯草 50g、琥珀 20g、薄荷 30g、玫瑰花 50g，做成药枕，每次睡前可枕下加热水袋稍许加热药枕，以助药起上蒸，连续使用 1 月，更新枕芯 1 次。

（九）食疗

取酸枣仁 15g、红枣 15g、粳米 50g，冰糖适量共煮之，可补益脾胃、养心安神。

取栗子 20g、枸杞子 15g、瘦肉 100g，加适量调味品炖之，可益肾强骨、补益脾气。

第七章　带下病

带下病是指带下量明显增多或减少，色、质、气味发生异常，并伴有局部或全身症状为特征的疾病。中医上讲的带下有广义、狭义之分，广义带下泛指妇产科疾病而言，由于这些疾病都发生在带脉之下，故称为"带下"。如《金匮要略心典》说："带下者，带脉之下，古人列经脉为病，凡三十六种，皆谓之带下病。"狭义带下包括生理性带下和病理性带下。生理性带下是指正常女子自青春期开始，一种润泽于阴道内的无色透明、黏而不稠、无特殊气味的液体，该液体在经期前后、月经中期及妊娠期量相对增多，这是机体肾气充盛、脾气健运、任脉通调、带脉健固的正常表现。《沈氏女科辑要》中引王孟英说："带下，女子生而即有，津津常润，本非病也。"由于多数女性的带下略呈白色，故俗称"白带"。若带下的量、色、质、气味异常，即为病理性带下，简称为带下病。正如《女科证治》中所说："若外感六淫，内伤七情，酝酿成病，致带脉纵弛，不能约束诸脉经，于是阴中有物，淋漓下降，绵绵不断，即所谓带下也。"由此可见，带下病的主要病因以湿邪为主，主要病机是任带两脉损伤，失约或失养。治疗上重在调理任带二脉。由于带下病以湿邪为患，故其病缠绵，反复发作，不易速愈，是女性患者中仅次于月经病的常见病。

一、临床表现

《傅青主女科》言"夫带下俱是湿症"，带下过多的主要病因是湿邪，湿邪有内生与外感之别。外湿指外感之湿邪逢经期、产后乘虚内侵胞宫，以致任脉损伤、带脉失约，引起带下病。内湿的产生与脏腑气血功能失调有密切的关系，譬如脾虚运化失职，水湿内停，下注任带；肾阳不足，气化失常，水湿内停；素体阴虚，感受湿热之邪，伤及任带等。总之，脾肾功能失常是发病的内在条件，任脉损伤、带脉失约是带下过多的基本病机。临床治疗着重在与辨证，常见证型有脾虚湿困、湿热下注、肾阳虚证。

（一）湿热下注证

湿热下注证，多见体型肥胖者，脾胃不和，湿浊内生，郁久化热，而成湿热，下注任带。症见带下量多，色黄，脓性或质地黏稠，有臭味，兼阴部瘙痒，常伴胸闷心烦，口苦口腻，纳差，小腹作痛，小便短赤，舌红，苔黄腻，脉滑数，属于实证。

（二）脾虚湿困证

脾虚湿困证，多由饮食不节或者劳累过度，思虑伤脾，或年老体弱，久病耗伤脾胃，脾气虚弱，素体又湿盛，脾运化水湿功能失常。症见带下量多，色白质稀薄，无臭味，绵绵不断，伴面色㿠白或萎黄，精神倦怠，纳少便溏，四肢不温或浮肿，舌淡苔白或腻，脉细缓。

（三）肾阳虚证

肾阳虚证，肾阳不足，其温煦失职，气化失权，导致任带不固。症见带下量多，色白清冷，稀薄如水，淋漓不断，伴头晕耳鸣，腰痛如折，畏寒肢冷，小腹冷感，小便频数，夜间尤甚，大便溏薄，面色晦暗，舌淡润，苔薄白，脉沉细而迟。

二、外治方法

（一）穴位灸法

【治疗原则】

利湿化浊，固摄带脉。

【穴位选取】

主穴选取：带脉、中极、白环俞、三阴交。（图 7-1-1~ 图 7-1-4）

说明：带脉为足少阳、带脉二经交会穴，是带脉经气所过之处，能固摄带脉、调理经气；中极为任脉与足三阴经交会穴，可清利下焦、利湿化浊；白环俞属膀胱经，可助膀胱气化、利下焦湿热；三阴交调理肝、肾、脾，可健脾利湿、固经止带。

配穴加减：阴陵泉、水道、次髎、

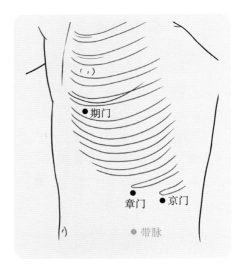

图 7-1-1　带脉

气海、足三里、脾俞、关元、肾俞、照海、蠡沟、太冲。（图 7-1-5~图 7-1-10）

说明：湿热下注加阴陵泉、水道、次髎，可清利湿热以止带；脾虚加气海、足三里、脾俞，可健脾益气以止带；肾虚加关元、肾俞、照海以温肾助阳、化湿止带；阴痒加蠡沟、太冲以清肝经湿热、杀虫止痒。

【操作方法】

诸穴施以悬起灸常规操作，以温和灸法为主，即将艾条的一端点燃，对准应灸腧穴部位或患处，距离皮肤 2~3cm 进行熏烤，使患者局部有温

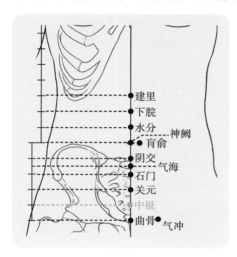

图 7-1-2 中极

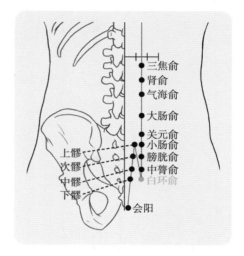

图 7-1-3 白环俞

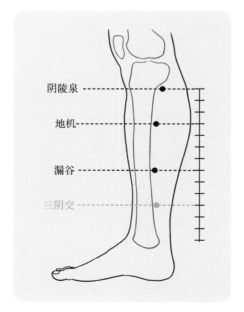

图 7-1-4 三阴交

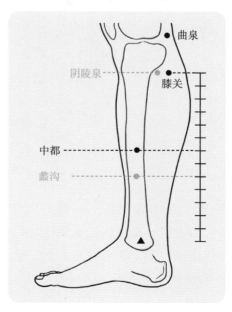

图 7-1-5 阴陵泉、蠡沟

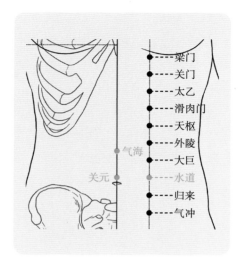

图 7-1-6 气海、关元、水道

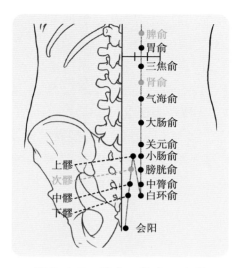

图 7-1-7 脾俞、肾俞、次髎

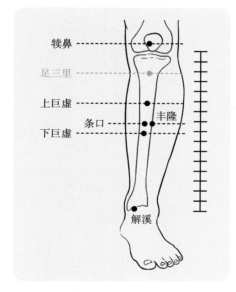

图 7-1-8 足三里

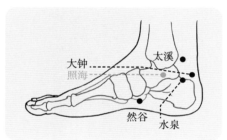

图 7-1-9 照海

热感、无灼痛为宜，一般每穴灸 15~20 分钟，至皮肤红晕潮湿为度。隔日治疗 1 次，3 个月为 1 个疗程，一般治疗 1 个疗程。

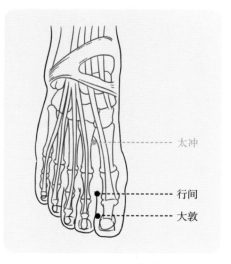

图 7-1-10 太冲

（二）耳穴压豆

【穴位选取】

内生殖器、肾上腺、神门、肝、脾、肾、三焦。（图7-1-11）

说明：调理肝、脾、肾三脏以疏肝理气祛湿、健脾利湿疏、温肾化湿、固经止带；三焦穴通利水道、燥湿止带；内生殖器、肾上腺为治疗病变部位之意。神门有消炎之效。

【操作方法】

常规消毒，用1cm见方的医用胶布，将中药王不留行籽，贴压于一侧耳穴，按压30秒左右，保留贴压物，每日或隔日1次，两耳交替治疗。1个月为1个疗程。月经来潮时暂停治疗，连续治疗3个月。

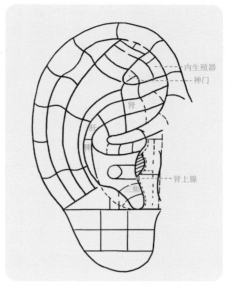

图7-1-11　内生殖器、肾上腺、神门、肝、脾、肾、三焦

（三）外阴熏洗

湿热下注型，可用苍术10g、黄柏10g、牛膝10g、苦参9g、鱼腥草30g，煎水熏洗外阴，每日1次，连用7天为1个疗程；鹤虱30g、苦参12g、威灵仙12g、归尾12g、蛇床子12g、薄荷（后下）3g，煎汤外洗，每晚1次，7日为1个疗程。

外阴瘙痒甚者，可用蛇床子15g、苦参15g、百部15g、地肤子15g、明矾10g，加水2000ml，煮沸后10~15分钟，去渣取汁热熏，待汁温热时坐浴，每日1剂，1日1~2次外洗。1个月为1个疗程。月经来潮时暂停治疗，连续治疗3个月。

（四）保健按摩

足部按摩：选子宫、阴道、肾脏部位，以食指单勾施压按压肾脏、阴道、子宫，每一部位揉压2分钟左右，每日1次。（图7-1-12）

（五）足部贴敷

肾阳虚证导致的寒湿带下者，以硫黄 18g，丁香 15g，麝香、朱砂各 3g，独头蒜（去皮）两枚。选取子宫、阴道在足部的对应区，将上药粉碎为末，以独头蒜与之混合，捣融如膏，贴于子宫、阴道在足部的对应区，保留 24 小时，隔天 1 次。1 个月为 1 个疗程。月经来潮时暂停治疗，连续治疗 3 个月。（图 7-1-12）

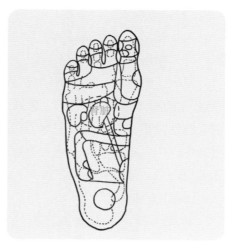

图 7-1-12　肾脏足部对应区

湿热带下者，以白鸡冠花（醋炒）、红花（酒炒）、白术、荷叶（烧灰）、茯苓、车前子，各等份，黄酒适量。选肾脏、子宫、阴道在足部的对应区，将上药粉碎为末过筛，每次取药末 35g，用黄酒调匀成糊状，涂于肾、子宫、阴道等足部对应区，盖以纱布，胶布固定，两日换药 1 次。1 个月为 1 个疗程。月经来潮时暂停治疗，连续治疗 3 个月。（图 7-1-12、图 7-1-13）

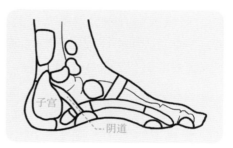

图 7-1-13　子宫、阴道足部对应区

（六）足浴

湿热下注者，以苦参、白鸡冠花各 30g，加清水煎至水剩一半，去渣取汁，与热水共同倒入盆中，待水温适中进行足浴，每日 1 次，每次 30 分钟，可清热利湿。

脾虚湿盛者，以石榴花 30g，水煮后热浴足，每日 2~3 次，功能收涩止带。1 个月为 1 个疗程。月经来潮时暂停治疗，连续治疗 3 个月。

（七）食疗

茯苓粉 30g、车前子 30g、粳米 60g，冰糖适量共煮之，每日服 2 次。1 个月为 1 个疗程。月经来潮时暂停治疗，连续治疗 3 个月。可利水渗湿，清热健脾。

（八）针刺治疗

【穴位选取】

主穴选取：带脉、中极、白环俞、三阴交、阴陵泉。（图 7-1-14~ 图 7-1-17）

说明：带脉穴固摄带脉，调理经气，中极可利湿化浊，清理下焦；白环俞助膀胱之气化以化湿邪；三阴交健脾利湿，调理肝肾以止带；阴陵泉健脾利湿以止带。

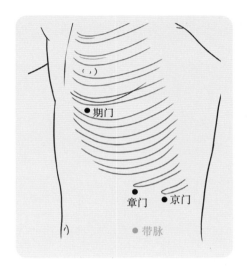

图 7-1-14　带脉

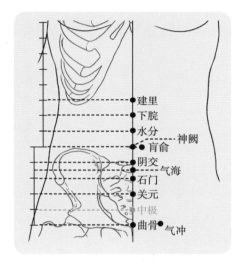

图 7-1-15　中极

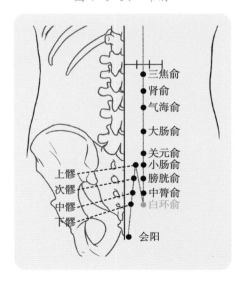

图 7-1-16　白环俞

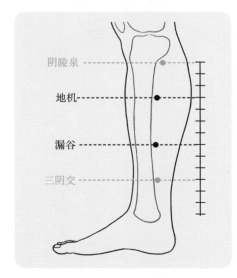

图 7-1-17　三阴交、阴陵泉

【操作方法】

诸穴施以毫针泻法常规操作，隔日治疗 1 次，每次留针 10~15 分钟，1 个月为 1 个疗程。月经来潮时暂停治疗，连续治疗 3 个月。

（九）日常防护

注意穿棉质、较为宽松舒适的内衣裤，勤洗澡，勤换内衣，注意性生活卫生，性生活后及时排小便。注意休息，缓解压力，精神愉悦。

第八章　妊娠病

妊娠期间发生与妊娠有关的疾病，称妊娠病，又称胎前病。临床常见妊娠恶阻、胎漏、胎动不安等症状。

中医认为，妊娠期作为女性特殊的一个生理时期，具有与之相对应的生理特点，在疾病的发生发展中，也具有其特殊的病因病机。经过长时期的临床辨证，总结出四点妊娠病的发生机制：一者素体阴血不足，孕后血注冲任以养胞胎，阴虚不能敛阳，虚阳外浮，甚至气机逆乱。二者由于胎体渐长，致使气机升降失调，或情志内伤，致气机阻滞。三者素体脾肾亏虚，或劳倦、房事不节伤及脾肾。四者脾胃为气血生化之源，运化失司，脾虚血少，胎失所养，致使胎漏、胎萎、胎动不安。

在妊娠病的治疗上，也有其特殊性，包括以下四点：一者胎儿正常者，应治病与安胎并举。二者分清母病与胎病，因母病致胎不安者，母病去则胎自安，因胎病致母病者，胎安则母病自愈。三者安胎以补肾健脾为主。四者若胎儿异常，胎殒难留者，应从速下胎益母。

妊娠恶阻病

妊娠恶阻即妊娠呕吐，又称孕吐，以反复出现恶心、呕吐、厌食，甚至闻食即吐、食入即吐、不能进食和饮水为特征，是妊娠早期（6~12周）的常见病症，临床分为轻、中、重度。病轻者呕吐物较多（尤其进食后），伴有厌食、乏力、嗜睡或失眠，尿酮体阴性；中度呕吐者呕吐频发，闻食即吐，全身出现脱水症状，体温略升高，脉搏加快，血压降低，尿酮体阳性；重度呕吐者临床较为少见，主要是持续性呕吐，不能饮食和进水，呕吐物多为黏液、胆汁或者咖啡色的血或鲜血，尿少或无尿，体温升高，脉搏增快，血压下降，甚至休克，严重脱水和电解质紊乱，尿酮体阳性，尿素氮增高，血胆红素增高。

一、临床表现

中医认为，本病的基本病机是冲气上逆、胃失和降。总属虚实两端，实者因素性肝旺，或肝热气逆，受孕后血聚胞宫养胎，冲脉气盛，冲脉附肝，冲脉之气上逆，冲气夹肝火上犯逆胃，致使胃失和降所致；虚者由素体脾胃虚弱，孕后经血不泻，冲脉气盛，冲气犯胃，胃失和降而致。若不及时治疗，可发展成为气阴两虚证。临床最常见的是肝胃不和证和脾胃虚弱证。

（一）脾胃虚弱证

脾胃虚弱证，多因饮食不节，劳累过度，久病耗伤脾气所致，加之妊娠血聚胞胎，脾气更虚，胃不受纳。症见不思饮食，食入即吐痰涎或清水，伴有头晕，神倦嗜卧，口淡无味，舌淡，苔薄白，脉滑无力。

（二）肝胃不和证

肝胃不和证，多见情志抑郁，中焦气机不畅，肝气郁结，脾失健运，胃失和降。症见腹胀恶食，食入即吐，呕吐酸水或苦水，精神紧张或抑郁，嗳气叹息，胸胁及乳房胀痛，口渴口苦，头胀目眩，苔薄黄，脉弦滑。

（三）痰饮阻滞证

痰饮阻滞证，多见形体肥胖者，脾失健运，湿浊内盛，聚而成痰，痰饮阻滞中焦运化，冲气上逆。症见脘腹胀满，恶食，持续性呕吐，呕吐痰涎或黏液，不能进食、饮水（晨起尤甚），体胖身倦，舌胖大，苔白腻，脉濡滑。

（四）气阴两亏证

气阴两亏证，多见呕吐日久，吐下伤津，气随津脱。症见恶心、呕吐日久，出现精神萎靡，形体消瘦，眼眶下陷，发热口渴，尿少便结，唇舌干燥，呕吐带血水样物，舌红，苔薄黄或光剥，脉细数无力。

二、外治方法

（一）穴位灸法

【治疗原则】

健脾化痰，疏肝和胃，降逆止呕。

【穴位选取】

主穴选取：中脘、内关、公孙、足三里。（图 8-1-1~ 图 8-1-4）

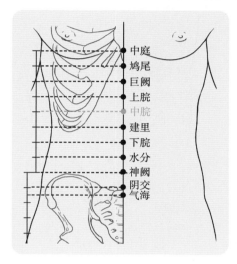

图 8-1-1　中脘

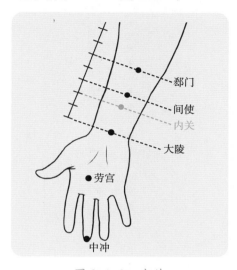

图 8-1-2　内关

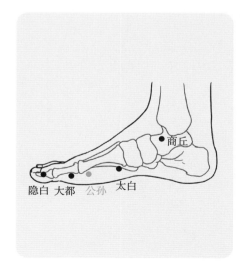

图 8-1-3　公孙

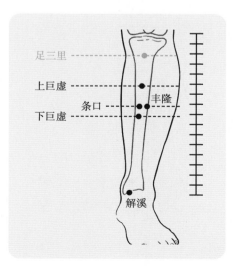

图 8-1-4　足三里

说明：中脘是胃募、腑会穴，可通调腑气、和胃降逆；内关属心包之络，沟通三焦、宣上导下、和调内外；公孙为脾经之络穴，联络于胃，通于冲脉，与内关合用为八脉交会穴配穴法，既能健脾化湿、和胃降浊，又能调理冲任、平冲降逆；足三里为胃经下合穴，与中脘合用，既能健脾强胃、生化气血，又能平肝和胃、理气降逆。

配穴加减：脾俞、胃俞、期门、太冲、阴陵泉、丰隆、百会、风池、气海、中脘、天枢、心俞、神门。（图 8-1-5~ 图 8-1-13）

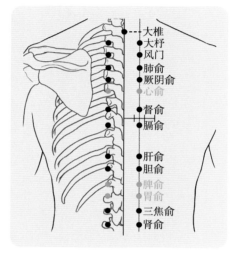

图 8-1-5　心俞、脾俞、胃俞

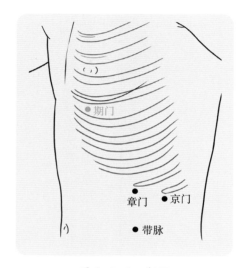

图 8-1-6　期门

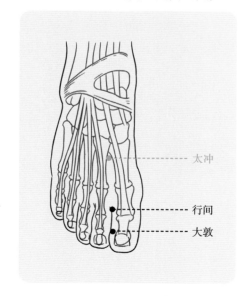

图 8-1-7　太冲

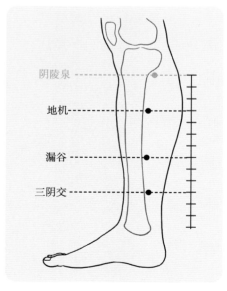

图 8-1-8　阴陵泉

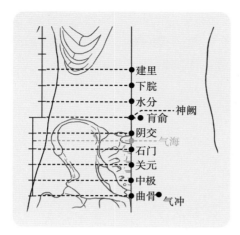

图 8-1-9　气海

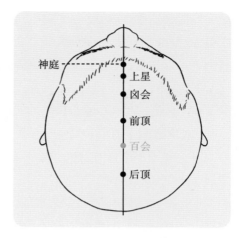

图 8-1-10　百会

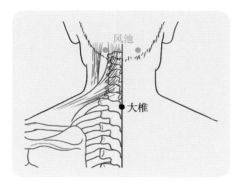

图 8-1-11　风池

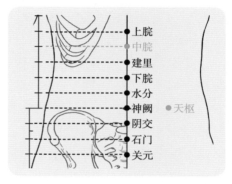

图 8-1-12　中脘、天枢

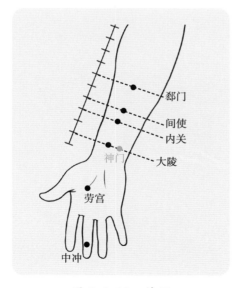

图 8-1-13　神门

说明：脾胃虚弱加脾俞、胃俞以助中阳、健脾止呕；肝胃不和加期门、太冲以疏肝理气、平冲降逆；痰饮阻滞加阴陵泉、丰隆以健脾利湿、化饮降浊；眩晕者加百会、风池清醒头目；神倦嗜卧者加百会、气海益气养血；厌食者加中脘、天枢以疏导肠胃、开胃进食；少寐、多梦、心悸者加心俞、神门以宁心安神。

【操作方法】

诸穴施以温和灸法为主，对所选穴区进行常规消毒，将艾条的一端点燃，对准应灸的腧穴部位或患

107

处，约距离皮肤 2~3cm 进行熏烤，使患者局部有温热感无灼痛为宜，一般每穴灸 15 分钟，至皮肤红晕潮湿为度。每日 2 次。3 日为 1 个疗程，若仍呕吐剧烈、难以进食，需及时前往医院进行补液、营养支持治疗以防止并发症。

（二）耳穴压豆

【穴位选取】

肝、胃、神门、三焦、内分泌、皮质下。（图 8-1-14）

说明：病变部位在胃，故刺激耳穴胃以和胃降逆，配合肝以平肝和胃；三焦通调气机，使胃气下行；神门、皮质下、内分泌均有降逆止呕之效。

【操作方法】

常规消毒，用 1cm 见方的医用胶布，将王不留行籽贴压于一侧耳穴，按压 30 秒左右，保留贴压物，每日或隔日 1 次，两耳交替治疗。3 日为 1 个疗程，若仍呕吐剧烈、难以进食，需及时前往医院进行补液、营养支持治疗以防止并发症。

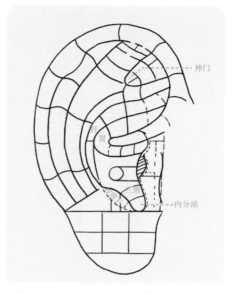

图 8-1-14　肝、胃、神门、三焦、内分泌、皮质下

（三）按摩法

患者俯卧，施术者按摩背部俞穴，先用双手拇指按揉法，自上而下，重点以膈俞、肝俞、胆俞、脾俞、胃俞等穴，可结合点法及搓法，患者取坐位，用拿揉法和搓揉法施于肩颈及两胁结束，时间约 20 分钟。3 日为 1 个疗程，若仍呕吐剧烈、难以进食，需及时前往医院进行补液、营养支持治疗以防止并发症。（图 8-1-15）

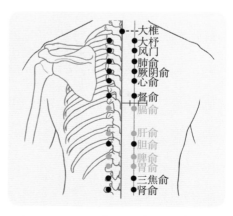

图 8-1-15　膈俞、肝俞、胆俞、脾俞、胃俞

（四）中药敷脐法

1. 痰湿型妊娠呕吐者

取半夏 15g，砂仁 3g，白蔻仁 3g，生姜 3~5 片，生姜汁 1 小杯。上药半夏、砂仁、白蔻仁共研为细末，储瓶备用。治疗时先用生姜片擦脐孔至发热，再取药末适量用姜汁调和如稠糊状，敷涂于脐孔上，外以纱布覆盖，胶布固定。每日涂药 3~5 次。

2. 脾胃虚寒所致妊娠呕吐者

取半夏 20g，党参、白术、丁香各 15g，共研成细粉和匀备用。取药粉适量与生姜共捣成膏状，敷于肚脐内，外盖纱布，然后用胶布固定。每日换药 1 次，连用 3~5 日。

3. 肝胃不和之妊娠呕吐者

取半夏 20g、丁香 20g、苏叶 15g、白术 6g，共研成细粉和匀备用。取生姜 30g 煎浓汁调为糊状，取适量药末调匀，敷于肚脐内，外盖纱布，然后用胶布固定。每日换药 1 次，5 次为 1 个疗程。

（五）穴位贴敷法

以干姜研为细粉，取适量姜粉于温水调成膏，贴于双侧内关穴上，然后用伤湿止痛膏固定。每日换药 1 次，可连续应用至病愈。（图 8-1-16）

取吴茱萸 10g，捣成粉状敷于涌泉穴，隔日 1 次，连用 3~5 次。（图 8-1-17）

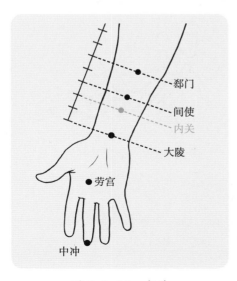

图 8-1-16　内关

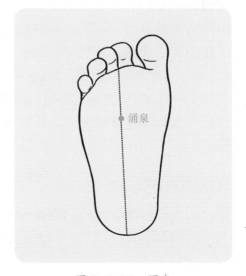

图 8-1-17　涌泉

（六）鼻吸法

取陈皮、砂仁各 6g，苏叶、藿香各 3g，鲜芫荽 1 把。将上药放于砂壶内水煎 20 分钟，取下后对着壶嘴吸药气。每次吸 10 分钟，每日 2~3 次。3 日为 1 个疗程，若仍呕吐剧烈、难以进食，需及时前往医院进行补液、营养支持治疗以防止并发症。

（七）足部按摩

【穴位选取】

垂体、肾、膀胱、甲状腺、肾上腺、子宫在足部的对应区。（图 8-1-18、图 8-1-19）

说明：选取膀胱、子宫、肾意在补益肾气、调和胎气，从而防止冲任上逆，胃气失和。选取垂体、甲状腺、肾上腺意在恢复内分泌代谢紊乱。

【操作方法】

以一手持脚，另一手半握拳，食指弯曲，以食指第一指间关节顶点施力，用轻手法定点按摩垂体、甲状腺、肾上腺、子宫。以拇指固定，食指弯曲呈镰刀状，以示指内侧缘施力刮压肾脏、膀胱。每处 2 分钟，每日 1 次。3 日为 1 个疗程，若仍呕吐剧烈、难以进食，需及时前往医院进行补液、营养支持治疗以防止并发症。

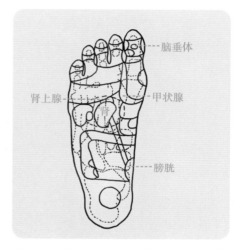

图 8-1-18　脑垂体、肾、膀胱、甲状腺、肾上腺足部对应区

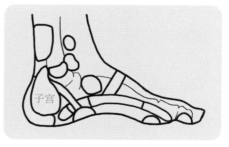

图 8-1-19　子宫足部对应区

（八）食疗

临床上多嘱妊娠呕吐患者每日饮用小苏打水，以减轻胃酸分泌。

取 1 个梨，3 片姜，5 个大枣共煮水，早晚各饮 1 次，直至呕吐消失。

第九章　产后病

产妇在产褥期内发生与分娩或产褥有关的疾病，称为产后病。产妇分娩后，身体逐渐恢复至孕前状态，需要 6~8 周，这段时间称为产褥期，也是疾病的高发期，由于分娩用力、出汗、失血，导致亡血伤津，虚阳浮散；产后余血浊液导致瘀滞，气机不利，血行不畅；产后身体虚弱，腠理不实，卫表不固，易受六淫及饮食所伤等。

产后病应秉持"无拘于产后，亦勿忘于产后"的原则，辨证施治，不能一见产后病一概大补，以防助邪之弊。即产后多虚应以大补气血为主，但须防滞邪，助邪之弊；产后多瘀，当以活血行瘀之法，然必须佐以养血，是祛邪不伤正，化瘀而不伤血。产后病应用中医外治方法疗效较明确的有缺乳、产后血晕、产后尿潴留，下面将详细论述。

第一节　缺乳

缺乳是指产后哺乳期内乳汁极少或全无，不能满足婴儿需要者。本病多发生于产后 2、3 天至半个月以内，也可发生在整个哺乳期。中医学认为本病病机有二，一为化源不足；二为乳络不畅。病位在乳房，胃经经过乳房，肝经至乳下，脾经行乳外，且乳汁由脾胃化生，其运行和排出有赖于肝气的调达与疏泄有度。倘若脾胃虚弱则生乳不足，肝气郁结则乳汁壅塞，均可导致缺乳。

一、临床表现

临床常见证型有气血虚弱证，见产后乳少，甚或全无，乳汁清稀，乳房柔软无胀感，伴神倦食少，面色少华，舌淡苔薄白，脉细弱。肝气郁滞者见产后乳汁少，浓稠，或乳汁全无，乳房胀硬疼痛，频频嗳气或叹息，食欲不振，舌质正常，苔薄黄，脉弦或弦滑。

二、外治方法

（一）穴位灸法

【治疗原则】

调理气血，疏通乳络。

【穴位选取】

主穴选取：乳根、膻中、少泽。（图 9-1-1、图 9-1-2）

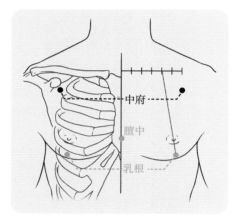

图 9-1-1　乳根、膻中

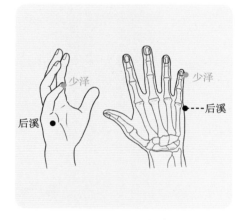

图 9-1-2　少泽

说明：乳根可疏通阳明经气而催乳；膻中为气会，调气通络而通乳；少泽为通乳之经验效穴。

配穴加减：足三里、脾俞、胃俞、太冲、内关。（图 9-1-3~ 图 9-1-6）

说明：气血虚弱加足三里、脾俞、胃俞；肝郁气滞加太冲、内关。

【操作方法】

诸穴施以悬起灸常规操作，以温和灸法为主，即将艾条的一端点燃，对准应灸腧穴部位或患处，距离皮肤 2~3cm 进行熏烤，使患者局部有温热感、无灼痛为宜，一般每穴灸 15~20 分钟，至皮肤红晕潮湿为度，每日 1~2 次，7 日为 1 个疗程，一般治疗 2~3 个疗程。

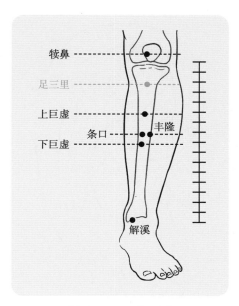

图 9-1-3 足三里

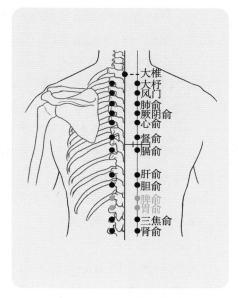

图 9-1-4 脾俞、胃俞

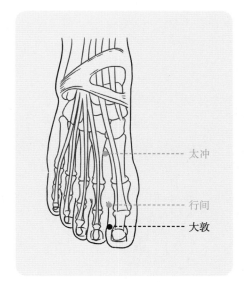

图 9-1-5 太冲

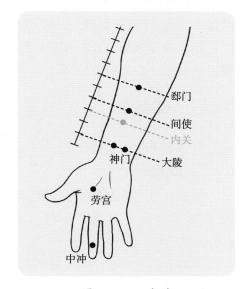

图 9-1-6 内关

（二）耳穴压豆

【穴位选取】

气血虚弱型缺乳，取内分泌、心、胃、肾、脾、乳腺、松肌点。（图 9-1-7）

脾胃为气血生化之源，心主血，肾主精，乳汁由精血所化，故选取心、

113

胃、肾、脾；配合病变部位治疗，刺激乳腺、松肌点；刺激内分泌，促进泌乳素的正常分泌与代谢。

肝气郁滞者，取肝、肾、颈、胸、乳腺。（9-1-7）

说明：肝主疏泄，肝气郁滞乳汁则无法正常溢出，故刺激肝；同时刺激肾以补益肾气、充盈精血，促进乳汁合成；再于局部刺激颈感、胸与乳腺，促进气血运行、乳汁排出。

【操作方法】

常规消毒，用1cm见方的医用胶布，将王不留行籽贴压于一侧耳穴，按压30秒左右，等耳部有热痛感停止，保留贴压物。每日按压3~5次，隔天换对侧耳穴。7日为1个疗程，一般治疗2-3个疗程。

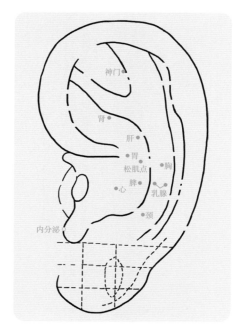

图 9-1-7　内分泌、心、胃、肾、脾、乳腺、松肌点、肝、颈、胸、

（三）保健按摩

1. 手部按摩

【穴位选取】

取手掌心、手掌根，头、肾、肝的手部对应区、少泽、前谷。（图9-1-8、图9-1-9）

说明：肝主疏泄，肝气郁滞乳汁则无法正常溢出，故刺激肝区以疏肝理气、促进乳汁排出；同时刺激肾区以补益肾气、充盈精血，促进乳汁合成；少泽为生乳、通乳之经验效穴，前谷亦可活络通乳；按摩手掌心、手掌根、头区以促进周身气血的运行，促进局部乳汁的排出。

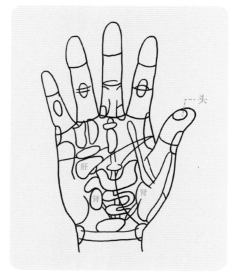

图 9-1-8　手掌心、手掌根、头、肾、肝的手部对应区

【操作方法】

双手搓热，擦手掌心、按揉手掌根，推擦头区、肾区、肝区，点揉捻擦少泽、前谷穴、每一穴区3分钟，每日1次。7日为1个疗程，一般治疗2~3个疗程。

2. 足部按摩

【穴位选取】

上身淋巴、脑垂体、甲状旁腺、肾脏、肾上腺、胸、生殖腺、胸部淋巴。（图9-1-10、图9-1-11）

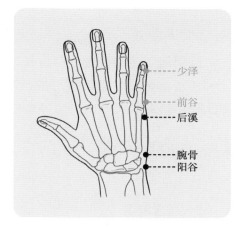

图9-1-9　少泽、前谷

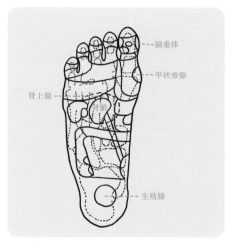

图9-1-10　脑垂体、甲状旁腺、肾脏、肾上腺、生殖腺的足部对应区

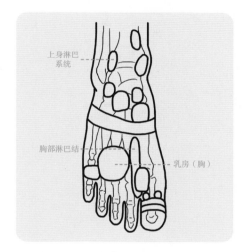

图9-1-11　上身淋巴、胸、胸部淋巴的足部对应区

说明：局部刺激胸、胸部淋巴、上身淋巴，以促进气血运行、乳汁排出；刺激肾以补益肾气、充盈精血，促进乳汁合成；刺激脑垂体、甲状旁腺、肾上腺、生殖腺以调理内分泌代谢水平、使激素水平恢复协调，助力乳汁生成与排出。

【操作方法】

以一手持脚，另一手半握拳，示指弯曲，以食指第一指间关节顶点施力，定点向上身淋巴、脑垂体、甲状旁腺。肾脏、肾上腺、胸、生殖腺、胸部淋巴穴区深部按压2分钟，每日1次。7日为1个疗程，一般治疗2~3个疗程。

（四）手浴

选用漏芦、路路通、白芷各 20g，天花粉 30g，当归 60g，香附 15g。上药加水 1000ml，煎煮 20 分钟，先熏后洗双手。每日 3 次，每次 20 分钟。7 日为 1 个疗程，一般治疗 2~3 个疗程。

（五）推拿疗法

1. 气血虚弱型

【穴位选取】

膈俞、脾俞、乳根、膻中、少泽、足三里。（图 9-1-12~ 图 9-1-15）

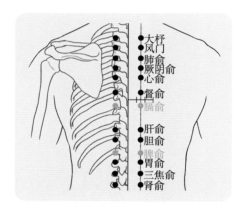

图 9-1-12　膈俞、脾俞

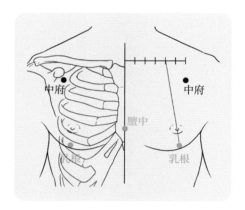

图 9-1-13　乳根、膻中

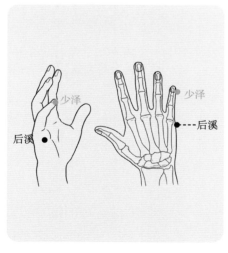

图 9-1-14　少泽

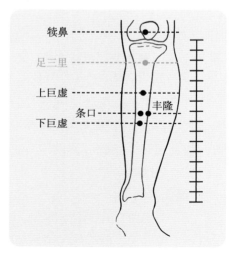

图 9-1-15　足三里

说明：脾俞为脾之背俞穴，脾主气血生成，足三里属足阳明胃经，有健脾和胃、补养气血之效，膈俞补血活血，三穴合用可补养气血，促进乳汁生成；少泽为生乳、通乳之经验效穴；膻中疏肝理气，使乳道通畅。

【操作方法】

取坐位，施术者以拇指点按膈俞、脾俞。再取仰卧位，点按乳根、膻中；揉拿手三阳，点按少泽、足三里。每一穴位 3 分钟，每日 1 次，7 日为 1 个疗程，一般治疗 2~3 个疗程。

2. 肝郁气滞型

【穴位选取】

肝俞、少泽、乳根、期门。（图 9-1-16~ 图 9-1-19）

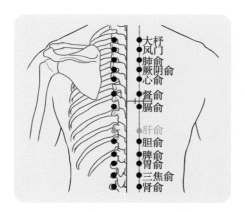

图 9-1-16 肝俞

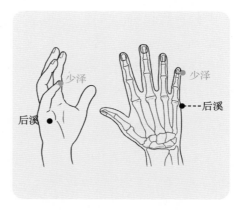

图 9-1-17 少泽

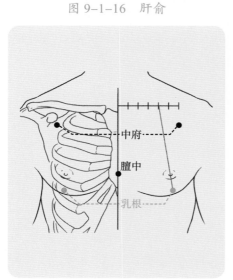

图 9-1-18 乳根

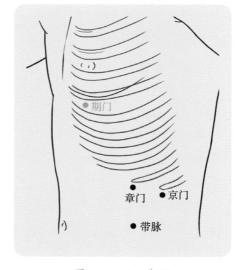

图 9-1-19 期门

说明：肝俞为脾之背俞穴，期门为肝之募穴，二穴合用以疏肝理气，使乳道通畅，乳汁得以正常排出；少泽为生乳、通乳之经验效穴；乳根穴直接刺激乳房气血经络以活络通乳。

【操作方法】

取坐位，施术者双手拇指点按肝俞、少泽。再取仰卧位，点按乳根、期门开胸顺气。每一穴位 3 分钟，每日 1 次，7 日为 1 个疗程，一般治疗 2~3 个疗程。

（六）药物洗浴疗法

大葱适量，加水蒸煮，待温度适宜时以药液洗乳房部，并以木梳背自乳根部向乳头方向推摩乳房 10 余次。每日 2 次，3 天为 1 个疗程。

鲜蓖麻叶 250g，加水 250ml，煎煮 1 小时，趁热洗浴乳房，并用纱布块浸药液湿敷乳房，每日 1 次，5 天为 1 个疗程。

肝郁气滞型用王不留行籽 100g、蒲公英 100g、木通 50g，煎汤取汁，以此药汁擦洗乳房。每日 1 剂，分 2 次，3 日为 1 个疗程。

（七）涂擦法

肉桂 20g，干姜 20g。浸入 150ml 白酒中，一周后以此药酒涂擦乳房。每日 3~4 次，5 日为 1 个疗程。

生姜 10g、葱白 10g，加水 250ml，煎煮后取药汁，产妇自行用棉球或纱布蘸取药汁推擦乳房，每日 2 次。5 天为 1 个疗程。

（八）针刺治疗

【穴位选取】

主穴选取：膻中、肩井、乳根、少泽。（图 9-1-20~ 图 9-1-22）

配穴：气血不足配气海、足三里；肝气郁结配太冲、期门；痰浊阻络配丰隆、中脘。

说明：膻中、肩井善于调理气机而疏通乳络；乳根位于乳房局部，可催生乳汁；少泽为生乳、通乳之经验效穴。

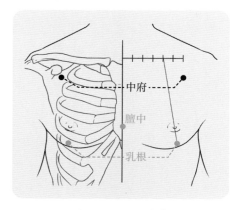

图 9-1-20　膻中

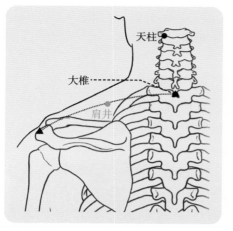
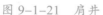

图 9-1-21 肩井

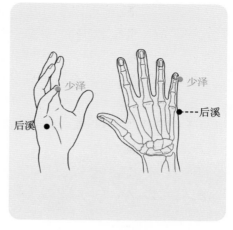

图 9-1-22 少泽

【操作方法】

诸穴施以毫针刺法常规操作，隔日治疗 1 次，每次留针 10~15 分钟，7 日为 1 个疗程，一般治疗 2~3 个疗程。

（九）日常调护

家人陪伴，保持乐观情绪很重要，要避免紧张、抑郁等不良情绪；生活作息要规律，劳逸适度；哺乳方法适当、规律、得宜；丰富饮食，加强营养。

第二节 产后血晕

产妇分娩后，突然头晕眼花，不能坐起；或心胸满闷，恶心呕吐，心烦不安，甚至不省人事，称为产后血晕。产后血晕无论虚实都属危急重症，应予以高度重视，查明原因，积极进行中西医结合抢救，以免延误病情，危及产妇生命。本病较为复杂，来势汹涌，以西医学对症治疗为主，中医学外治法常为辅助手法。

一、临床表现

本病在中医学上讲多由产妇气虚血弱，又因产时失血过多，以致气随血脱；或产时感寒，血为寒凝，瘀滞不行，以致血瘀气逆、扰乱心神。

血虚气脱证见产时或产后失血过多，突然晕眩，面色苍白，心悸烦闷，甚则昏不知人，眼闭口开，手脚冷，冷汗淋漓，舌淡无苔，脉微欲绝或浮大而虚。

瘀阻气闭证主要见产后恶露不下或量少，少腹阵痛拒按，突然头晕眼花，不能起坐，甚则心下急满，气粗喘促，神昏口噤，不省人事，两手握拳，牙关紧闭，面色青紫，唇舌紫暗，脉涩。

二、外治方法

（一）足部按摩

【穴位选取】

肾脏、心脏、脾脏、输尿管、肾上腺的足部对应区。（图 9-2-1）

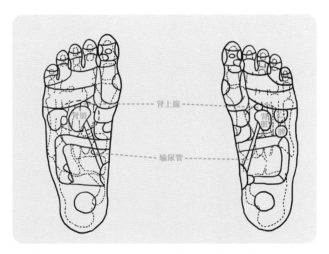

图 9-2-1　肾脏、心脏、脾脏、输尿管、肾上腺的足部对应区

说明：取肾脏、心脏、脾脏以补益精气血、充盈髓海；取输尿管升清降浊；取肾上腺促进肾上腺素分泌，兴奋神经。

【操作方法】

以一手持脚，另一手半握拳，食指弯曲，以食指第一指间关节顶点施力，定点按摩肾脏、心脏、脾脏、输尿管、肾上腺穴位 3~5 分钟，每日 1 次，2~3 日为 1 个疗程。若病情危急，出现休克、昏迷等情形，需及时去医院处理。

（二）足部贴敷

1. 气血亏虚型

以川芎、当归、黄芪、党参、白术、熟地、茯神、酸枣仁、柏子仁各30g，半夏、陈皮、麦冬、甘草各15g。上药研末敷于足区心、肾、脾、肾上腺、输尿管上，外用纱布固定，次日取下。2~3 日为 1 个疗程，若病情危急，出现休克、昏迷等情形，需及时去医院处理。（图 9-2-2）

2. 血瘀型

用当归60g，川芎30g，桃仁、姜炭、甘草、红花、延胡索、官桂、五灵脂、香附各15g。上药用麻油熬，黄丹收，敷于足部按摩对应区脾、肾脏上，外用纱布固定，次日取下。2~3 日为 1 个疗程，若病情危急，出现休克、昏迷等情形，需及时去医院处理。（图 9-2-2）

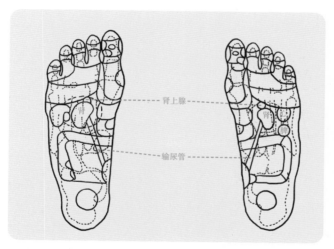

图 9-2-2　心、肾、脾、肾上腺、输尿管的足部对应区

（三）放血疗法

取水沟、涌泉、印堂、十宣穴，放血以行气活血、醒神开窍；虚证可艾灸百会穴以升清阳。采用三棱针点刺法放血。点刺前，先在拟刺部位或其周围用推、揉、挤、捋等方法，使局部充血，再常规消毒。点刺时，押手固定点刺部位，刺手持针，分别对准水沟、涌泉、眉心、十宣穴用三棱针快速刺入退出，然后轻轻挤压针孔周围，使出血少许，再以无菌干棉球挤压针孔。每日一次，2~3 日为 1 个疗程，若病情危急，出现休克、昏迷等

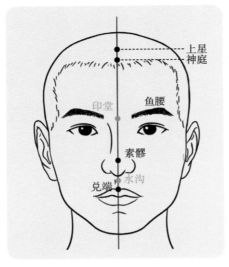左上

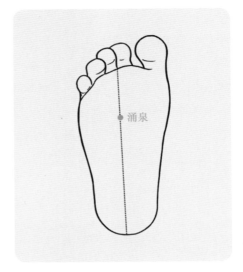右上

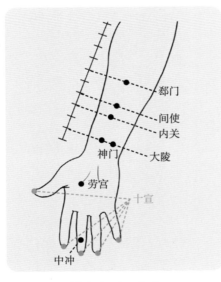左下

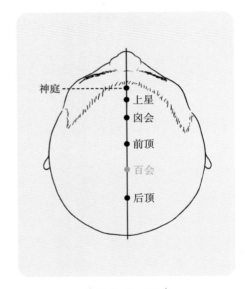右下

情形，需及时去医院处理。（图 9-2-3～ 图 9-2-6 ）

图 9-2-3　水沟、印堂

图 9-2-4　涌泉

图 9-2-5　十宣

图 9-2-6　百会

第三节　产后尿潴留

产后尿潴留是指产后尿潴留于膀胱不能排出，小腹胀急疼痛，甚则坐立不安。中医学又称为产后癃闭。一般来说，产妇在顺产后 4~6 小时内就

可以自己小便了，但如果在分娩 6~8 小时后，甚至在月子中，仍然不能正常地将尿液排出，并且膀胱还有饱胀的感觉，就可能患上尿潴留了。尿潴留给产妇带来很大的痛苦，需要及时治疗。

一、临床表现

产后尿潴留可分为完全性和部分性两种，前者是指自己完全不能排尿，后者是指仅能解出部分尿液。产后尿潴留不仅影响子宫收缩，导致阴道出血量增多，还是造成产后泌尿系统感染的重要因素之一。临床主要见于生产过程延长，气血耗损较大者，中医病机为膀胱气化失常，与肺、肾关系密切。

二、外治方法

（一）穴位灸法

【穴位选取】
神阙、关元、足三里。（图 9-3-1、图 9-3-2）

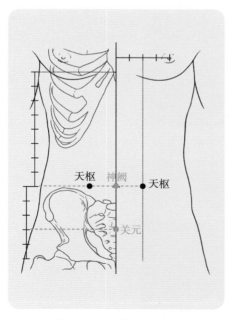

图 9-3-1　神阙、关元

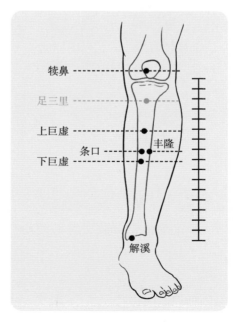

图 9-3-2　足三里

说明：取神阙、关元调理下焦气化功能，促进膀胱气化水液、通利小便。足三里可健脾益气通便。

【操作方法】

隔盐灸用食盐填平神阙穴，再取葱白适量，捣烂如泥，铺盐上，厚约寸许，上面放上艾柱，灸5壮，每日1次。

隔姜灸取鲜姜片放在关元穴上，以蚕豆大小圆锥形艾柱置于姜片上点燃施灸3壮。或将鲜姜片切成直径约2~3cm，厚约0.2cm的薄片备用，取神阙穴隔姜灸，足三里雀啄灸，每次20分钟，以局部皮肤红润不起泡为度。1~2日为1个疗程，若仍不排尿，需及时前往医院进行导尿。

（二）耳穴压豆

【穴位选取】

肾、膀胱、输尿管、三焦穴位。（图9-3-3）

说明：取肾、膀胱、输尿管意在刺激病变部位，促进尿液生成与排泄；三焦气化得度，则水液方能下行，故取三焦穴促进膀胱津液代谢。

【操作方法】

以王不留行籽贴压，胶布固定，每日分早、中、晚、睡前按压4次，自解小便后仍保留1天以巩固疗效。

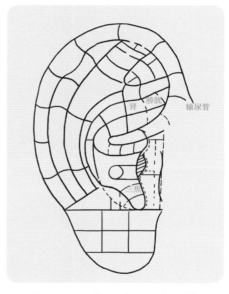

图9-3-3　肾、膀胱、输尿管、三焦

（三）推拿疗法

产妇俯卧位，施术者一指禅推八髎、肾俞、腰骶部双侧两条太阳经；换仰卧位，产妇闭目养神，一指禅推双侧三阴交、足三里、气海、关元、中极。每个穴位3分钟，每日3~4次，1~2日为1个疗程，若仍不排尿，需及时前往医院进行导尿。（图9-3-4~图9-3-7）

将手置于下腹部膀胱处，向左右轻轻按摩10~20次；排尿后还可再用手掌自膀胱底部向下推移按压，以减少膀胱余尿。

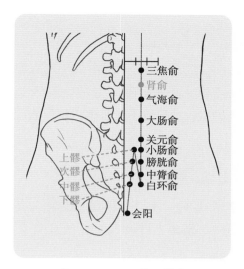

图 9-3-4 八髎、肾俞

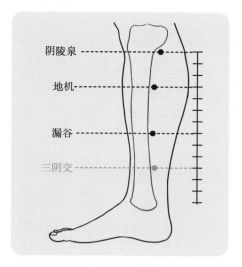

图 9-3-5 三阴交

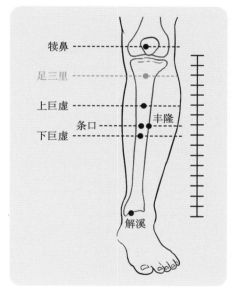

图 9-3-6 足三里

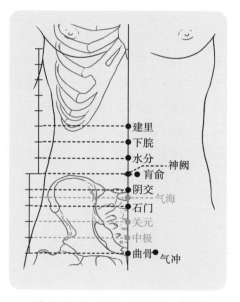

图 9-3-7 气海、关元、中极

（四）中药贴敷法

芒硝 3g，研末，贴在脐上 1 寸的水分穴上，3 小时通小便。

姜皮 15g、大蒜 2 瓣、葱白 10 根，食盐适量，加水少许，共捣烂为糊状。敷于脐上，用塑料纸及胶布固定，在用热水袋热敷其上方，连续用至第二次排尿后再停用，以巩固疗效。

（五）热熨法

葱白 250g、盐 90g，先将葱白切碎，入盐拌匀，置于锅中炒热，取出用布包好。趁热熨肚脐及小腹部，每日 2~3 次，小便可通。

皂角 3g、麝香 0.15g、葱适量。上药捣烂，炒热敷于肚脐上，每日治疗 1 次。

（六）搐鼻法

取牙皂 6g、细辛 3g、薄荷 1.2g、麝香 0.06g，上药共研成细粉和匀备用。治疗时，取药粉适量，吹入患者鼻腔中，待患者打喷嚏时停止治疗。

（七）大蒜疗法

根据大葱或大蒜的辛温解表之药理作用，用其治疗产后尿潴留，疗效明显。取大葱或大蒜 300~500g，捣烂成泥状，用纱布包裹，敷在脐下耻骨上膀胱充盈处（也就是中极、关元、气海穴位），15~30 分钟后取下，嘱患者排尿，在便盆内放 300ml 左右开水效果更佳。（图 9-3-8）

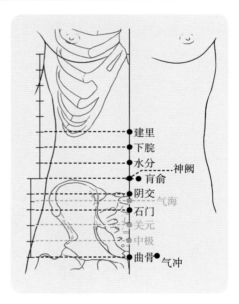

图 9-3-8　中极、关元、气海

（八）热水治疗法

在盆内放上热水，水温控制在 50℃左右，然后直接坐在热水里浸泡，每次 5~10 分钟，也可以用开水熏下身，让水汽充分熏到会阴部，但要注意保持身体不接触水面，以免烫伤。可以促进膀胱肌肉的收缩，有利于排尿。

（九）经验方法

1. 多坐少睡

产后不要总躺在床上。因为躺在床上容易降低排尿的敏感度，这就有可能阻碍尿液的排出。顺产的产妇，可在产后 6~8 小时坐起来；剖宫产的产妇术后 24 小时可以坐起。

2. 听流水声

如厕时打开一旁的水龙头，听听流水的声音，利用条件反射解除排尿抑制，使产妇产生尿意，促使排尿。

3. 开塞露纳肛法

利用排便促使排尿的神经反射原理，采用开塞露纳肛，促使逼尿肌收缩，内括约肌松弛而导致排尿，效果快速。

第十章　妇科杂病

妇科杂病是指一类与女性生殖系统解剖和生理病理特点有密切关系，但又不属于经、带、胎、产疾病范畴的一类疾病。

第一节　不孕

不孕是指夫妇同居，男方生殖功能正常，男女双方未采取避孕措施，仍未孕1年以上；或曾孕育，而未避孕仍未再孕1年以上者。也就是说，排除男方不育因素下，不孕病分为两种情况，一是女方既往从未怀妊过，同房不避孕要孩子1年以上却一直不怀孕，这叫原发性不孕；二是女方既往怀过孕，或是流产或是已生育过，想再要孩子，不避孕1年以上却也没怀上，这就叫继发性不孕。

一、临床表现

中医学认为男女双方在肾气盛，天癸至，任脉通盛的条件下，女子月事以时下，男子精气溢泻，两性相合，便可成胎孕，所以说，不孕主要与肾气不足、冲任气血失调有关，治疗原则也以温养肾气、调理气血为要。

（一）肾气虚证

临床常见肾气虚证，肾气不足，冲任虚衰，不能摄精成孕，而致不孕；冲任失调，血海失司。故月经不调，量时多时少；腰为肾府，肾主骨生髓，肾虚则腰酸腿软；髓海不足，则头晕耳鸣、精神疲倦；气化失常，则小便清长。舌淡，苔薄，脉沉细，为肾气不足之征。

（二）肝郁证

肝郁证，情志不舒，则肝失条达，气血失调，冲任不能相资，故多年不孕；肝郁气滞，故经前乳房胀痛，胸胁不舒，小腹胀痛；肝郁疏泄失常，血海失司，则月经愆期，量多少不定。舌红，苔薄，脉弦，为肝郁之征。

（三）血瘀证

血瘀证，瘀血内停，冲任受阻，胞脉不通，则致多年不孕；瘀血阻滞，故使经行后期，量少，色紫黑，有血块及少腹疼痛；血不归经，或致漏下不止。舌脉也为瘀血内阻之征。

（四）痰湿证

痰湿证，多见于肥胖之人，痰湿内盛，气机不畅，则冲任阻滞、脂膜壅塞于胞而致不孕；冲任阻滞，则经行延后，甚或闭经；痰湿中阻，清阳不升，则面色㿠白、头晕；痰湿停于心下，则心悸，胸闷泛恶；湿浊下注，故带下量多，色白质黏无臭。苔白腻，脉滑，为痰湿内蕴之征。

二、外治方法

（一）穴位灸法

【治疗原则】

调理冲任，补肾助孕。

【穴位选取】

主穴选取：关元、肾俞、三阴交、太溪。（图 10-1-1~ 图 10-1-3）

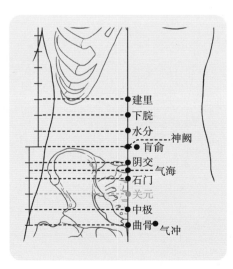

图 10-1-1　关元

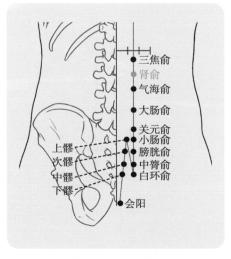

图 10-1-2　肾俞

说明：关元属于任脉，位于脐下，邻近胞宫，可补肾精气血、壮元阴元阳，灸之可温暖胞宫；肾主生殖，取肾之背俞穴肾俞、肾经原穴太溪，补益肾气、以治其本；三阴交通于任脉和肝脾肾诸经，既能疏肝理气行瘀，又能健脾化湿导滞，还能补益肾阴肾阳，调和冲任气血。

配穴加减：神阙、命门、期门、太冲、丰隆、中脘、阳陵泉、地机、次髎。（图10-1-4~图10-1-10）

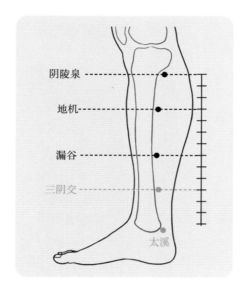

图 10-1-3　三阴交、太溪

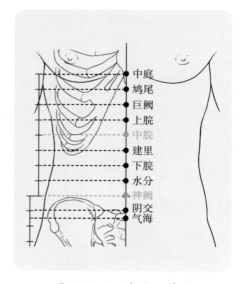

图 10-1-4　中脘、神阙

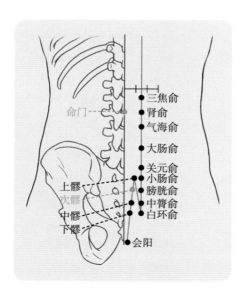

图 10-1-5　命门、次髎

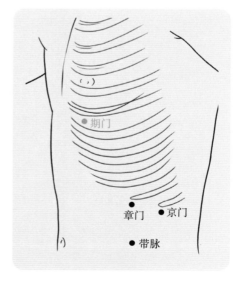

图 10-1-6　期门

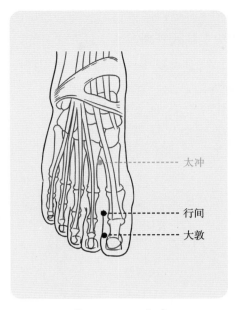

图 10-1-7　太冲

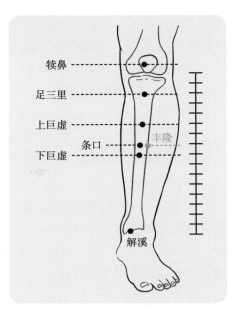

图 10-1-8　丰隆

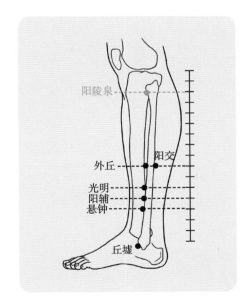

图 10-1-9　阳陵泉

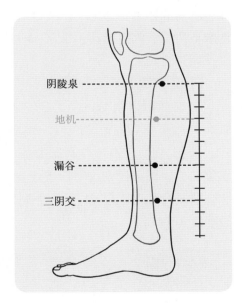

图 10-1-10　地机

说明：肾虚胞寒配神阙、命门以温肾助阳；肝气郁结配期门、太冲以疏肝解郁；痰瘀内阻配丰隆、中脘以化痰散瘀；乳房胀痛配阳陵泉以疏肝顺气；经行不畅配地机以调理冲任；带下量多配次髎以燥湿止带。

【操作方法】

神阙穴采用隔盐灸法，用食盐填平神阙穴再取葱白适量，捣烂如泥，铺盐上，厚约寸许，上面放上艾柱，灸 5 壮，每日或隔日 1 次。余穴施以悬起灸常规操作，以温和灸法为主，即将艾条的一端点燃，对准应灸腧穴部位或患处，距离皮肤 2~3cm 进行熏烤，使患者局部有温热感、无灼痛为宜，一般每穴灸 15~20 分钟，至皮肤红晕潮湿为度。每日或隔日 1 次。1 个月经周期为 1 个疗程，月经来潮时暂停治疗，一般治疗 3 个疗程。

（二）耳穴压豆

【穴位选取】

内分泌、内生殖器、皮质下、肾、子宫、卵巢。（图 10-1-11）

说明：冲任调和，胞宫气血满溢，肾精充盈方可孕育胚胎。故取肾以补益精气，充养胞宫。从西医理论而言，女性孕育与激素水平、子宫、卵巢功能的异常明显相关，故耳穴可选取皮质下、内生殖器、子宫、卵巢以及内分泌穴。

【操作方法】

常规消毒，用 1cm 见方的医用胶布，将王不留行籽贴压于一侧耳穴，按压 30 秒左右，等耳部有热痛感停止，保留贴压物。每日按压 3~5次，隔天换对侧耳穴。1 个月经周期为 1 个疗程，月经来潮时暂停治疗，一般治疗 3 个疗程。

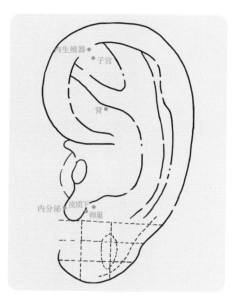

图 10-1-11　内分泌、内生殖器、皮质下、肾、子宫、卵巢

（三）药灸

自月经周期第 5 日起，将药用川椒、细辛按 2：1 比例研末，每次 2.5g，以生理盐水调成糊状，填塞消毒后的脐孔，上面放生姜 1 片，间接艾灸 30 分钟，以胶布封闭脐孔，次日早趁取下药物，每日 1 次，连用 10 次。

（四）推拿疗法

抚推膀胱经，点按至阳、命门、腰阳关、长强；揉按膈俞、脾俞、肾俞、八髎穴；按压腰部两侧并分推之，再在腰骶部摩擦，以透热为度。每一穴位刺激3分钟，每日1次，1个月经周期为1个疗程，月经来潮时暂停治疗，一般治疗3个疗程。（图10-1-12~图10-1-14）

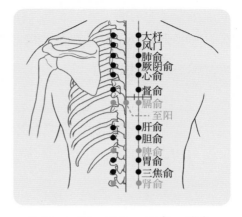

图 10-1-12　至阳、膈俞、脾俞、肾俞

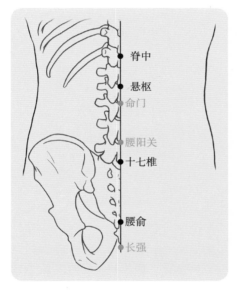

图 10-1-13　命门、腰阳关、长强

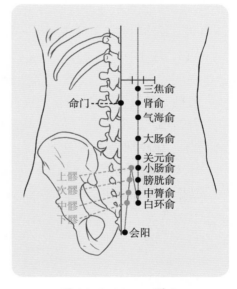

图 10-1-14　八髎穴

（五）贴敷疗法

下焦虚寒者取黄丹6g、白胡椒50g、小茴香100g。上药共研细末，并装入纱布袋内，贴于脐部，再用腰带固定，10日换药1次。1个月经周期为1个疗程，月经来潮时暂停治疗，一般治疗3个疗程。

胞宫寒冷所致不孕者将白芥子、吴茱萸、熟附子各适量，共研细末，储瓶备用。治疗时取药末 5~10g，以黄酒适量调和如厚泥状，软硬适度，捏成圆形小药饼，敷贴中极穴，外加纱布覆盖，胶布固定。经 5~6 小时后，局部可发赤、起泡。水泡不需要处理，任其自行吸收结痂。敷药时间以月经来潮前 7~10 天为佳，每月贴敷 1 次，连续 3 个月经周期为 1 个疗程。

（六）坐浴熏洗法

外用蛇床子 20g，黄柏、吴茱萸、蒲公英、苦楝皮、石榴皮各 15g，上药以布包泡水坐浴熏洗，每日 2 次。3~5 日换一次药，1 个月经周期为 1 个疗程，月经来潮时暂停治疗，一般治疗 3 个疗程。

（七）足部按摩

【穴位选取】

脑垂体、肾脏、生殖腺、子宫、阴道、甲状腺、甲状旁腺、肾上腺、输尿管、膀胱的足部对应区。（图10-1-15、图11-1-16）

说明：冲任调和，胞宫气血满溢，肾精充盈方可孕育胚胎。故取肾脏以补益精气，充养胞宫。从西医理论而言，女性孕育与激素水平、子宫、卵巢功能的异常明显相关，故耳穴可选取脑垂体、生殖腺、子宫、阴道、甲状腺、甲状旁腺及肾上腺。选取输尿管、膀胱促进水液代谢、升清降浊。

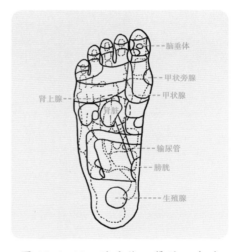

图 10-1-15 脑垂体、肾脏、生殖腺、甲状腺、甲状旁腺、肾上腺、输尿管、膀胱的足部对应区

【操作方法】

以一手持脚，另一手食指、中指弯曲成钳状夹住被施术的拇趾，以食指第二指骨内侧固定于反射区定位，以拇指在其上加压，定点按压脑垂体、生殖腺、子宫、阴道、甲状腺、甲状旁腺、肾上腺。以拇指固定，食指弯曲呈镰刀状，以食指内侧缘施力

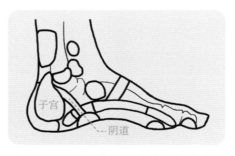

图 10-1-16 子宫、阴道的足部对应区

刮压肾脏、输尿管、膀胱。每处 2 分钟，每日 1 次。1 个月经周期为 1 个疗程，月经来潮时暂停治疗，一般治疗 3 个疗程。

（八）针刺治疗

【穴位选取】

主穴选取：关元、肾俞、太溪、次髎、三阴交。（图 10-1-17~ 图 10-1-19）

配穴：肾虚宫寒配命门；肝气郁结配太冲、期门；痰湿阻滞配阴陵泉、丰隆；瘀滞胞宫配血海、膈俞。

说明：关元为任脉穴，与肾俞及肾之原穴太溪配用可益肾固本，调理冲任；次髎位于骶部。邻近胞宫，能行瘀通络，调经助孕；三阴交为足三阴经交会穴，可健脾化湿，补益肝肾，调理冲任。

【操作方法】

诸穴施以毫针刺法常规操作，隔日治疗 1 次，每次留针 10~15 分钟，1 个月为 1 个疗程。月经来潮时暂停治疗，连续治疗 3 个月。

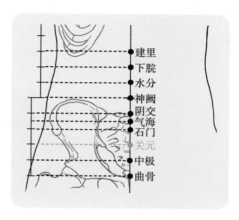

图 10-1-17　关元

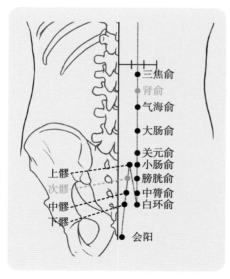

图 10-1-18　次髎、肾俞

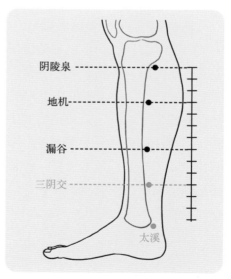

图 10-1-19　三阴交、太溪

第二节 阴挺

妇女子宫下脱，甚则脱出阴户之外，或者阴道壁膨出，称为阴挺，西医学称为子宫脱垂。顾名思义，即子宫从正常位置沿阴道下降，宫颈外口达坐骨棘水平以下，甚至子宫全部脱出于阴道口以外，常合并有阴道前壁和（或）后壁膨出。临床常见患者自觉腹部下坠、腰酸，走路及下蹲时更明显。轻度脱垂者阴道内脱出物在平卧休息后能自行还纳，严重时脱出物不能还纳，影响行动。

一、临床表现

子宫脱垂为子宫沿阴道向下移位，根据脱垂的程度可分为 3 度。

Ⅰ度：指宫颈外口水平低于坐骨棘水平，未达到处女膜缘，宫颈及宫体仍位于阴道内。

Ⅱ度：指子宫颈已脱出阴道口之外，而子宫体或部分子宫体仍在阴道内。Ⅱ度子宫脱垂又分轻、重两型：①Ⅱ度轻型，子宫颈脱出阴道口外，宫体仍在阴道内。②Ⅱ度重型，宫颈与部分宫体以及阴道前壁大部或全部均脱出阴道口外。

Ⅲ度：指整个子宫体与宫颈以脱出阴道口外。

中医学认为本病多由素体虚弱，或产后过早操劳持重，中气下陷；或先天不足，房劳多产，肾元不固，导致带脉系胞无力，从而不能提摄胞宫。根据"虚则补之，陷者举之，脱者固之"的原则，本病的治疗以益气升提、补肾固脱为主。临床常见证型有中气下陷证，症见子宫下移或脱出阴道口外，自觉小腹下坠，有物从阴中脱出，劳则加剧。四肢无力，少气懒言，面色少华，尿频，带下量多，质稀色白，舌淡苔薄，脉虚细。肾元不固者症见阴中有物脱出，腰酸膝软，小腹下坠，小便频数，夜间尤甚，头晕耳鸣，舌淡红，脉沉弱。

二、外治方法

（一）穴位灸法

1. 隔姜灸

【穴位选取】

百会、关元、气海、归来、肾俞。（图 10-2-1～图 10-2-3）

说明：百会穴为诸阳之会，所以灸百会穴具有升阳固脱之效；关元、气海、归来均具有培元固本、补益下焦之功；肾俞为肾之背腧穴，具有补益肾气之效。五穴合用具有益气升提、补肾固脱的作用，能有效地增强松弛的子宫韧带的弹性。

【操作方法】

取 0.2cm 厚的生姜片 3～4 片，用针刺数孔，放在选取的穴位上，然后置小艾柱于姜片上点燃施灸。每穴 3～4 壮，每日或隔日 1 次，10 次为 1 个疗程，疗程之间间隔 4～5 日。每次施灸以感到局部温热舒适，灸处稍有红晕为度。

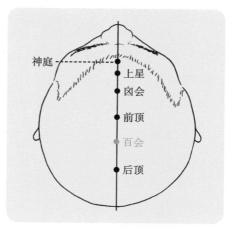

图 10-2-1 百会

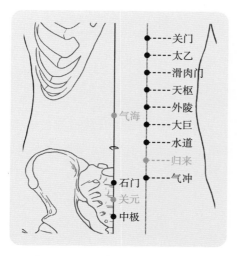

图 10-2-2 关元、气海、归来

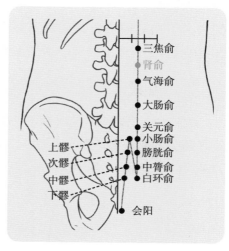

图 10-2-3 肾俞

2. 隔盐灸

【穴位选取】

神阙。（图 10-2-4）

说明：神阙穴当元神之门户，故有固本培元、回阳救逆之功效。艾灸神阙可补气升提以治疗阴挺。

【操作方法】

取适量食盐，炒后研细末。洒在神阙穴上，以填平脐窝为度，然后放一壮黄豆大小的艾柱点燃，每次施灸7~10壮，日1次，7次为1个疗程。

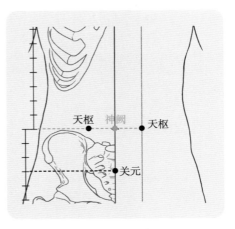

图 10-2-4　神阙

3. 温筒灸

【穴位选取】

会阴。（图 10-2-5）

说明：会阴穴靠近子宫及其韧带，为局部治疗之意，通过促进局部气血经络的运行，从而提升韧带的弹性。

【操作方法】

将内装艾绒的圆锥或温筒灸器置于患者会阴下，将点燃的艾卷放入筒内，引燃艾绒熏灸会阴部，每次20~30分钟，每日1次，10次为1个疗程。

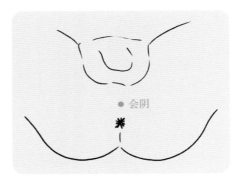

图 10-2-5　会阴

（二）拔罐法

取肺俞、心俞、肝俞、脾俞、胃俞、天枢，第十二胸椎至骶骨脊柱中线及两旁的膀胱经内侧循行线，予以拔罐，可留罐20分钟，2~3日1次，12次为1个疗程。（图 10-2-6、图 10-2-7）

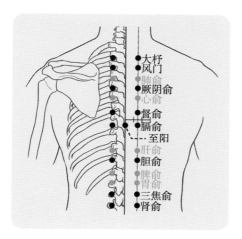

图 10-2-6　肺俞、心俞、肝俞、
脾俞、胃俞

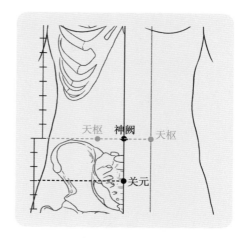

图 10-2-7　天枢

（三）推拿疗法

擦揉足背侧大敦、水泉、公孙穴，揉按手足部的肾反射区、子宫反射区、生殖反射区，推擦掌心、足心。

由长强穴起，沿脊柱正中提至大椎穴，每次提 10 下，每日 1 次，10 次为 1 个疗程。（图 10-2-8~ 图 10-2-13 ）

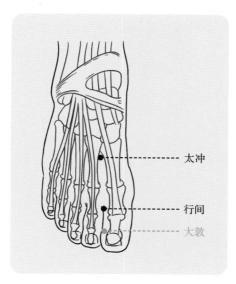

图 10-2-8　大敦

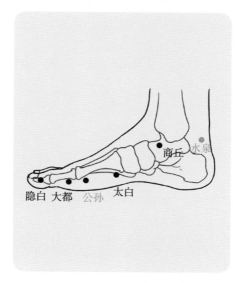

图 10-2-9　公孙、水泉

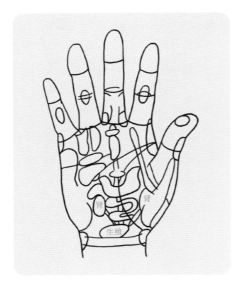

图 10-2-10 肾、子宫、生殖的手部
对应区

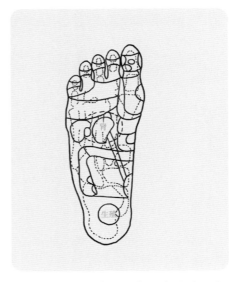

图 10-2-11 肾、子宫、生殖的足部
对应区

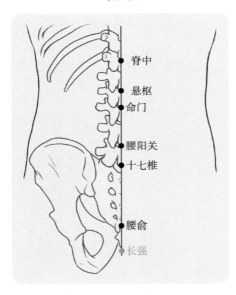

图 10-2-12 长强

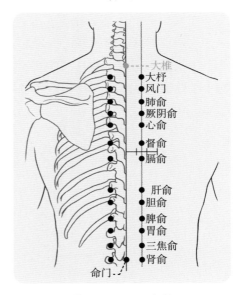

图 10-2-13 大椎

（四）刮痧疗法

刮百会、脾俞、肾俞、维道；点揉气海、关元；刮阴陵泉、足三里、三阴交、太冲。（图 10-2-14~ 图 10-2-20）

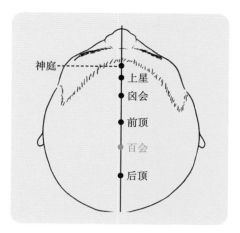

图 10-2-14 百会

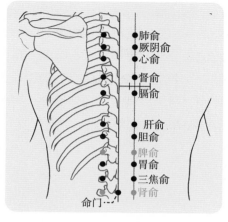

图 10-2-15 脾俞、肾俞

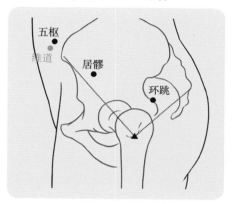

图 10-2-16 维道

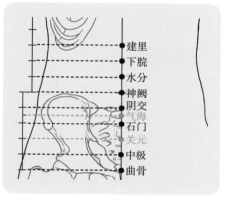

图 10-2-17 气海、关元

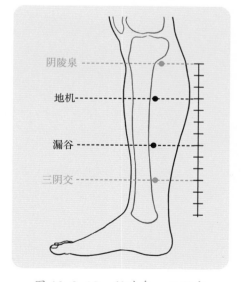

图 10-2-18 阴陵泉、三阴交

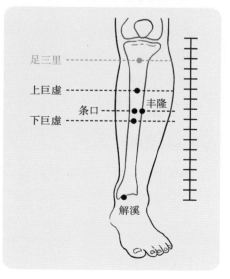

图 10-2-19 足三里

取合适的刮痧板，用中等强度的力量在相应穴位的皮肤上刮拭，每一穴位3分钟。每日1~2次，隔3日一刮，10次为1个疗程。若患者尚未停经，月经来潮时需暂停治疗，月经完全干净时方可继续。

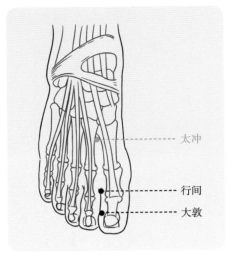

图 10-2-20　太冲

（五）熏洗疗法

诃子、川楝子、栀子各15g，芒硝5g。前三味药煎汤，加入芒硝，趁热先熏后洗会阴部，每日1次，连续3~5日。注意药液温度宜适当，应防止温度过高，烫伤皮肤。

五倍子10g、乌梅10枚、石榴皮30g，水煎，先熏后洗阴部，每日1剂，反复熏洗2~3次，10日为1个疗程。

（六）贴敷疗法

蓖麻仁60g，艾叶30g，灶心土60g，琥珀6g。上药共捣烂煨热敷百会穴上。

五倍子6g、吴茱萸6g、蓖麻仁24g，共研细末炒热，用白酒、醋各半，加热成半稀状敷于关元穴上3~4小时，每日1次。1周后改隔日1次，2周为1个疗程。（图10-2-21、图10-2-22）

（七）佩戴疗法

取蛇床子20g、乌梅80g、枳壳15g、艾叶30g，上药共研为细末，做成兜肚长期佩戴，10~15日换药1次。一个月为1个疗程。

（八）足部按摩

【穴位选取】

子宫、阴道的足部对应区。（图10-2-23）

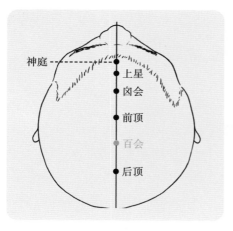

图 10-2-21 百会

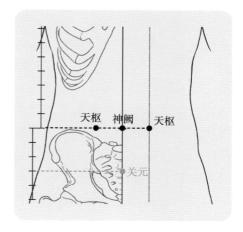

图 10-2-22 关元

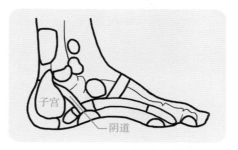

图 10-2-23 子宫、阴道足部对应区

说明：为局部治疗之意，通过促进子宫及阴道的经络气血流通，以提升韧带的弹性。

【操作方法】

以拇指固定，示指弯曲呈镰刀状。以食指内侧缘施力刮压子宫、阴道 3~4 次，或以拇指指腹施力按摩 3~4 次，每日 1~2 次。7 日为 1 个疗程。

（九）足部贴敷

取蛇床子适量，炒热后热敷于足部子宫对应区，保留药物 6 小时，每日 1 次。7 日为 1 个疗程。（图 10-2-23）

（十）注意事项

适当休息，避免重体力劳动；避免长期站立或下蹲、屏气、长期咳嗽等增加腹压的动作；保持大小便通畅；及时治疗慢性气管炎等增加腹压的疾病；适当进行身体锻炼，提高身体素质。

第三节　慢性盆腔炎

盆腔炎是妇女盆腔内的生殖器官（包括子宫及双侧附件）及其周围结缔组织发炎的总称。本病有急性发病和慢性发病两种形式，结合中医外治法的临床疗效，将重点讲述慢性盆腔炎。慢性盆腔炎的患者常有急性盆腔炎病史和不孕病史，中医学认为本病为经行或产后，胞门未闭，感染湿邪，与冲任气血相搏结，蕴结于胞宫，反复进退，耗伤气血，虚实夹杂，缠绵日久不愈。

一、临床表现

（一）气滞血瘀证

症见少腹胀痛，带下量多，经行腹痛加重，量多加快，块下痛减，经前乳胀，情志抑郁，带下量多，婚久不孕，舌暗苔白，脉弦弱。

（二）气虚血瘀证

症见下腹部疼痛，缠绵日久，痛连腰骶，经行加重，带下量多，精神不振，疲乏无力，食少纳呆，舌体暗红，有瘀点，苔白，脉弦涩无力。

（三）湿热瘀结者

湿热瘀结者见低热起伏，少腹隐痛，腹痛拒按，带下量多，色黄质稠，伴有臭味，胸闷纳呆，尿赤便秘，口干欲饮，舌暗苔黄腻，脉弦数。

二、外治方法

（一）穴位灸法

【治疗原则】
清热利湿、行气活血、化瘀止痛。
【穴位选取】
主穴选取：带脉、中极、次髎、三阴交。（图10-3-1~图10-3-4）

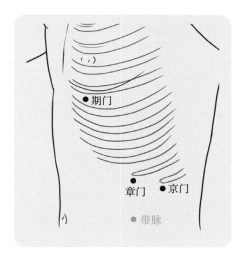

图 10-3-1　带脉

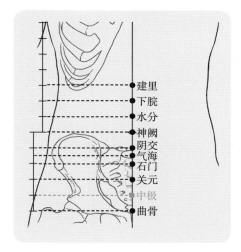

图 10-3-2　中极

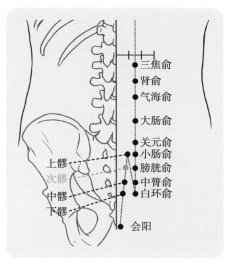

图 10-3-3　次髎

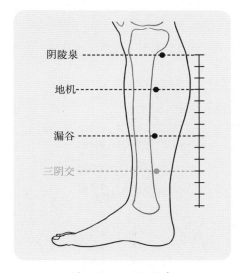

图 9-3-4　三阴交

说明：带脉是足少阳与带脉的交会穴，可调冲任、理下焦；中极为任脉经穴，通于胞宫，有调理冲任、理气活血的作用；次髎可促进盆腔血液循环，为止痛要穴；三阴交为足三阴经交会穴，有健脾胃、益肝肾、理气血、祛湿热的功效。

配穴加减：蠡沟、阴陵泉、太冲、膈俞、足三里、关元、神阙、归来、水道、命门、肾俞、气海俞、腰阳关、关元俞、膀胱俞、上髎、次髎。（图10-3-5~ 图 10-3-10）

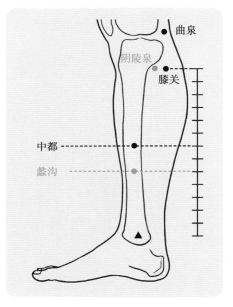

图 10-3-5　蠡沟、阴陵泉

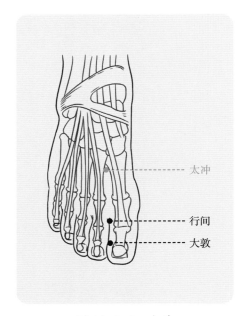

图 10-3-6　太冲

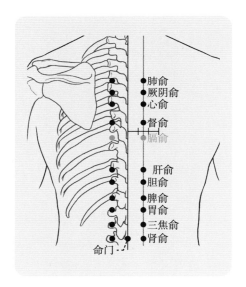

图 10-3-7　膈俞

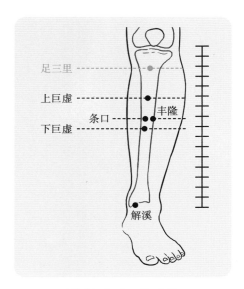

图 10-3-8　足三里

　　说明：湿热下注加蠡沟、阴陵泉、清肝利胆，祛下焦湿热；气滞血瘀加太冲、膈俞行气活血、化瘀止痛；气虚血瘀加足三里、关元、神阙以益气活血。对症取穴：下腹痛取归来、水道；腰痛取命门、肾俞、气海俞、阳关俞；腰骶坠痛取关元俞、膀胱俞、上髎、次髎；炎性包块者取局部，阿是穴。

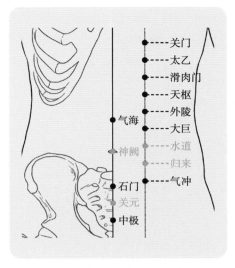

图 10-3-9 神阙、关元、归来、水道

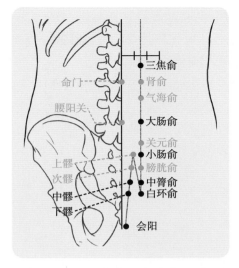

图 10-3-10 肾俞、气海俞、关元俞、膀胱俞、上髎、次髎、命门、腰阳关

【操作方法】

神阙穴采用隔盐灸法，用食盐填平神阙穴再取葱白适量，捣烂如泥，铺盐上，厚约寸许，上面放上艾柱，灸5壮，每日或隔日1次。余穴施以悬起灸常规操作，以温和灸法为主，即将艾条的一端点燃，对准应灸腧穴部位或患处，距离皮肤2~3cm进行熏烤，使患者局部有温热感、无灼痛为宜，一般每穴灸15~20分钟，至皮肤红晕潮湿为度。每日或隔日1次。1个月经周期为1个疗程，月经来潮时暂停治疗，一般治疗3个疗程。

（二）耳穴压豆

【穴位选取】

子宫、内分泌、卵巢、盆腔、内生殖器、皮质下。（图10-3-11）

说明：从西医理论而言，女性盆腔炎病变部位在盆腔，脏器包括子宫与卵巢，故耳穴可选取子宫、卵巢、内生殖器以及盆腔。炎性反应与局部免疫力低下相关，故选取内分泌、皮质下调节盆腔的代谢，提升免疫力。

【操作方法】

常规消毒，用1cm见方的医用胶布，将王不留行籽贴压于一侧耳穴，按压 30 秒左右，等耳部有热痛感停止，保留贴压物。每日按压 3~5 次，两耳交替治疗。

于月经完全干净时开始治疗，每 3 日治疗 1 次，1 个月经周期为 1 个疗程，月经来潮时停止治疗，一般治疗 3 个疗程。

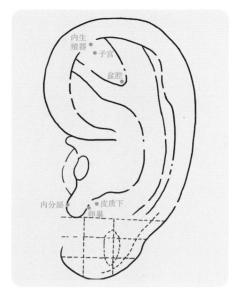

图 10-3-11　子宫、内分泌、卵巢、盆腔、内生殖器、皮质下

（三）封包治疗

三棱、莪术、元胡、香附、小茴香、木通各 9g，丹参、赤芍、白芍、当归、川芎各 15g。上药放入一棉布口袋内上锅隔水蒸，开锅后再蒸 20 分钟后取出，拿两条干毛巾裹上，待毛巾表面温度适宜即放在小腹上热敷，待毛巾表面不温后抽出一条毛巾继续敷，敷至表面不温即可，可连续用 2 天，6 天为 1 个疗程。

桂枝、吴茱萸、小茴香、丹参、赤芍、皂角刺、三棱、莪术、蒲公英、乳香、没药、黄柏各 12g。将上药制成散剂，装入布袋内，扎好袋口，第 1 次蒸时应喷适量水于药中，以湿润中药，放锅内隔水蒸后，趁热外敷于下腹部，每日外敷 1~2 次，每次敷 20~30 分钟，7 天为 1 个疗程，疗程间隔 3~5 天即可。

（四）足部按摩

【穴位选取】

生殖腺、子宫、肾、下腹部、垂体、输尿管、膀胱、肾上腺、甲状腺、甲状旁腺的足部对应区。（图 10-3-12、图 10-3-13）

说明：女性盆腔炎病变部位在下腹部，脏器包括子宫与卵巢，故耳穴可选取下腹部、子宫、输尿管、膀胱以及生殖腺。炎性反应与局部免疫力

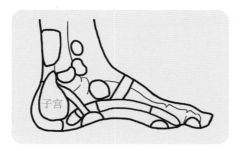

图 10-3-12 子宫足部对应区

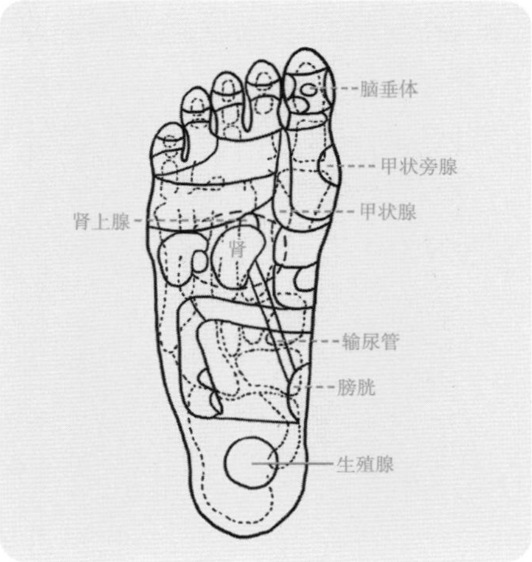

低下相关，故选取垂体、肾上腺、甲状腺、甲状旁腺改善盆腔的内分泌与代谢水平，提升免疫力。中医角度，选取肾可补益精气，扶正祛邪。

图 10-3-13 生殖腺、子宫、肾、下腹部、垂体、输尿管、膀胱、肾上腺、甲状腺、甲状旁腺的足部对应区

【操作方法】

以一手持脚，另一手半握拳，食指弯曲，以食指第一指关节顶点施力，定点按摩生殖腺、子宫、下腹部、垂体、肾上腺、甲状腺、甲状旁腺。以拇指固定，食指弯曲呈镰刀状，以示指内侧缘施力刮压肾脏、输尿管、膀胱。每处 2 分钟，每日 1 次。一个月为 1 个疗程。

（五）足部贴敷

取川椒、大茴香、乳香、没药、降香末适量。上药共研细末，用干面粉调羹，高粱酒少许，调湿摊铺于纱布上，置于足部按摩区生殖腺区。用热水袋热敷，每日 2 次，每次 1 小时。于月经完全干净时开始治疗，7 日为 1 个疗程，疗程间隔 3-5 天，月经来潮时停止治疗。（图 10-3-13）

（六）拔罐疗法

取关元、三阴交、气海、大椎、肾俞、腰眼穴。（图 10-3-14~图 10-3-17）

每次选 3 穴拔罐，日 1 次，14 日为 1 个疗程。

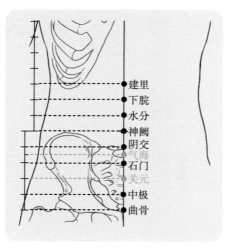

图 10-3-14 关元、气海

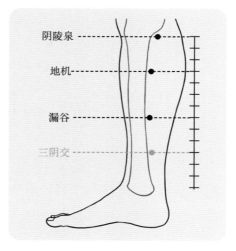

图 10-3-15 三阴交

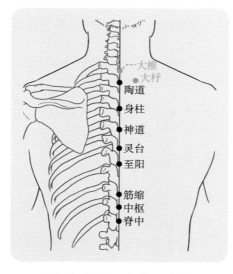

图 10-3-16 大椎、大杼

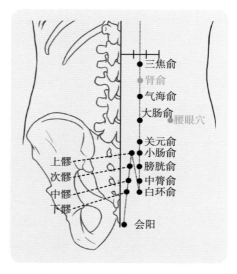

图 10-3-17 肾俞、腰眼穴

（七）灌肠疗法

取丹参、大血藤各 30g，皂角刺、透骨草、败酱草、川芎各 15g，醋莪术、炒桃仁、炙甘草各 9g。上药水煎约 100ml，每晚睡前药液适宜温度以直肠给药，保留灌肠约 20 分钟即可。于月经完全干净时开始治疗，7 日为 1 个疗程，疗程间隔 3~5 天，月经来潮时停止治疗。

附录 穴位定位索引

（按汉语拼音顺序排列）

	穴位名称	所属经脉	定位
A	安眠	经外奇穴	在项部，在翳风穴与风池穴连线之中点处
B	八风	经外奇穴	在足背，第1~5趾间，趾蹼缘后方赤白肉际处，左右共8穴
	八邪	经外奇穴	在手背，第1~5指间，指蹼缘后方赤白肉际处，左右共8穴
	白环俞	足太阳膀胱经	在骶区，横平第4骶后孔，骶正中嵴旁1.5寸
	百虫窝	经外奇穴	在股前区，髌底内侧端上3寸
	百会	督脉	在头部，前发际正中直上5寸
	胞肓	足太阳膀胱经	在骶区，横平第2骶后孔，骶正中嵴旁开3寸
	本神	足少阳胆经	在头部，前发际上0.5寸，头正中线旁开3寸
	髀关	足阳明胃经	在股前区，股直肌近端、缝匠肌与阔筋膜张肌3条肌肉之间凹陷中
	臂臑	手阳明大肠经	在臂部，曲池与肩髃连线上，约曲池上7寸，三角肌前缘处
	秉风	手太阳小肠经	在肩胛区，肩胛冈中点上方冈上窝中
	不容	足阳明胃经	在上腹部，脐中上6寸，前正中线旁开2寸
	步廊	足少阴肾经	在胸部，第5肋间隙，前正中线旁开2寸
C	长强	督脉	在会阴区，尾骨下方，尾骨端与肛门连线的中点处
	承扶	足太阳膀胱经	在股后区，臀沟的中点
	承光	足太阳膀胱经	在头部，前发际正中直上2.5寸，旁开1.5寸
	承浆	任脉	在面部，颏唇沟的正中凹陷处
	承筋	足太阳膀胱经	在小腿后区，腘横纹下5寸，腓肠肌两肌腹之间
	承灵	足少阳胆经	在头部，前发际上4寸，瞳孔直上
	承满	足阳明胃经	在上腹部，脐中上5寸，前正中线旁开2寸
	承泣	足阳明胃经	在面部，眼球与眶下缘之间，瞳孔直下
	承山	足太阳膀胱经	在小腿后区，腓肠肌两肌腹与肌腱交角处
	尺泽	手太阴肺经	在肘区，肘横纹上，肱二头肌腱桡侧缘凹陷中

	穴位名称	所属经脉	定位
C	瘈脉	手少阳三焦经	在头部，乳突中央，角孙至翳风沿耳轮弧形连线的上 2/3 下 1/3 交点处
	冲门	足太阴脾经	在腹股沟区，腹股沟斜纹中，髂外动脉搏动处的外侧
	冲阳	足阳明胃经	在足背，第 2 跖骨基底部与中间楔状骨关节处，可触及足背动脉
	次髎	足太阳膀胱经	在骶区，正对第 2 骶后孔中
	攒竹	足太阳膀胱经	在面部，眉头凹陷中，额切迹处
D	大包	足太阴脾经	在胸外侧区，第 6 肋间隙，在腋中线上
	大肠俞	足太阳膀胱经	在脊柱区，第 4 腰椎棘突下，后正中线旁开 1.5 寸
	大都	足太阴脾经	在足趾，第 1 跖趾关节远端赤白肉际凹陷中
	大敦	足厥阴肝经	在足趾，大趾末节外侧，趾甲根角侧后方 0.1 寸（指寸）
	大骨空	经外奇穴	在手指，拇指背面，近侧指间关节的中点处
	大赫	足少阴肾经	在下腹部，脐中下 4 寸，前正中线旁开 0.5 寸
	大横	足太阴脾经	在腹部，脐中旁开 4 寸
	大巨	足阳明胃经	在下腹部，脐中下 2 寸，前正中线旁开 2 寸
	大陵	手厥阴心包经	在腕前区，腕掌侧远端横纹中，掌长肌腱与桡侧腕屈肌腱之间
	大迎	足阳明胃经	在面部，下颌角前方，咬肌附着部的前缘凹陷中，面动脉搏动处
	大钟	足少阴肾经	在跟区，内踝后下方，跟骨上缘，跟腱附着部内侧前缘凹陷中
	大杼	足太阳膀胱经	在脊柱区，第 1 胸椎棘突下，后正中线旁开 1.5 寸
	大椎	督脉	在脊柱区，第 7 颈椎棘突下凹陷中，后正中线上
	带脉	足少阳胆经	在侧腹部，第 11 肋骨游离端垂线与脐水平线的交点上
	胆囊	经外奇穴	在小腿外侧，腓骨小头直下 2 寸
	胆俞	足太阳膀胱经	在脊柱区，第 10 胸椎棘突下，后正中线旁开 1.5 寸
	膻中	任脉	在胸部，横平第 4 肋间隙，前正中线上
	当阳	经外奇穴	在头部，瞳孔直上，前发际上 1 寸
	地仓	足阳明胃经	在面部，口角旁开 0.4 寸（指寸）
	地机	足太阴脾经	在小腿内侧，阴陵泉下 3 寸，胫骨内侧缘后际
	地五会	足少阳胆经	在足背，第 4、5 跖骨间，第 4 跖趾关节近端凹陷中

	穴位名称	所属经脉	定位
D	定喘	经外奇穴	在脊柱区，横平第7颈椎棘突下，后正中线旁开0.5寸
	督俞	足太阳膀胱经	在脊柱区，第6胸椎棘突下，后正中线旁开1.5寸
	独阴	经外奇穴	在足底，第2趾的跖侧远端趾间关节的中点
	犊鼻	足阳明胃经	在膝前区，髌韧带外侧凹陷中
	兑端	督脉	在面部，上唇结节的中点
E	耳和髎	手少阳三焦经	在头部，鬓发后缘，耳郭根的前方，颞浅动脉的后缘
	耳尖	经外奇穴	在耳区，在外耳轮的最高点
	耳门	手少阳三焦经	在耳区，耳屏上切迹与下颌骨髁突之间的凹陷中
	二白	经外奇穴	在前臂前区，腕掌侧远端横纹上4寸，桡侧腕屈肌腱的两侧，一肢2穴
	二间	手阳明大肠经	在手指，第2掌指关节桡侧远端赤白肉际处
F	飞扬	足太阳膀胱经	在小腿后区，昆仑直上7寸，腓肠肌外下缘与跟腱移行处
	肺俞	足太阳膀胱经	在脊柱区，第3胸椎棘突下，后正中线旁开1.5寸
	丰隆	足阳明胃经	在小腿外侧，外踝尖上8寸，胫骨前肌的外缘
	风池	足少阳胆经	在颈后区，枕骨之下，胸锁乳突肌上端与斜方肌上端之间的凹陷中
	风府	督脉	在颈后区，枕外隆凸直下，两侧斜方肌之间凹陷中
	风门	足太阳膀胱经	在脊柱区，第2胸椎棘突下，后正中线旁开1.5寸
	风市	足少阳胆经	在股部，腘横纹上9寸，髂胫束后缘
	跗阳	足太阳膀胱经	在小腿后区，昆仑直上3寸，腓骨与跟腱之间
	伏兔	足阳明胃经	在股前区，髌底上6寸，髂前上棘与髌底外侧端的连线上
	扶突	手阳明大肠经	在颈前部，横平甲状软骨上缘（约相当于喉结处），胸锁乳突肌的前、后缘中间
	浮白	足少阳胆经	在头部，耳后乳突的后上方，从天冲与完骨的弧形连线（其弧度与耳郭弧度相应）的上1/3与下2/3交点处
	浮郄	足太阳膀胱经	在膝后区，腘横纹上1寸，股二头肌腱的内侧缘
	府舍	足太阴脾经	在下腹部，脐中下4.3寸，前正中线旁开4寸
	附分	足太阳膀胱经	在脊柱区，第2胸椎棘突下，后正中线旁开3寸
	复溜	足少阴肾经	在小腿内侧，内踝尖上2寸，跟腱的前缘

	穴位名称	所属经脉	定位
F	腹哀	足太阴脾经	在上腹部，脐中上 3 寸，前正中线旁开 4 寸
	腹结	足太阴脾经	在下腹部，脐中下 1.3 寸，前正中线旁开 4 寸
	腹通谷	足少阴肾经	在上腹部，脐中上 5 寸，前正中线旁开 0.5 寸
G	肝俞	足太阳膀胱经	在脊柱区，第 9 胸椎棘突下，后正中线旁开 1.5 寸
	膏肓	足太阳膀胱经	在脊柱区，第 4 胸椎棘突下，后正中线旁开 3 寸
	膈关	足太阳膀胱经	在脊柱区，第 7 胸椎棘突下，后正中线旁开 3 寸
	膈俞	足太阳膀胱经	在脊柱区，第 7 胸椎棘突下，后正中线旁开 1.5 寸
	公孙	足太阴脾经	在跖区，第 1 跖骨底的前下缘赤白肉际处
	关冲	手少阳三焦经	在手指，第 4 指末节尺侧，指甲根角侧上方 0.1 寸（指寸）
	关门	足阳明胃经	在上腹部，脐中上 3 寸，前正中线旁开 2 寸
	关元	任脉	在下腹部，脐中下 3 寸，前正中线上
	关元俞	足太阳膀胱经	在脊柱区，第 5 腰椎棘突下，后正中线旁开 1.5 寸
	光明	足少阳胆经	在小腿外侧，外踝尖上 5 寸，腓骨前缘
	归来	足阳明胃经	在下腹部，脐中下 4 寸，前下中线旁开 2 寸
H	海泉	经外奇穴	在口腔内，当舌下系带中点处
	颔厌	足少阳胆经	在头部，从头维至曲鬓的弧形连线（其弧度与鬓发弧度相应）的上 1/4 与下 3/4 的交点处
	行间	足厥阴肝经	在足背，第 1、2 趾间，趾蹼缘后方赤白肉际处
	合谷	手阳明大肠经	在手背，第 2 掌骨桡侧的中点处
	合阳	足太阳膀胱经	在小腿后区，腘横纹下 2 寸，腓肠肌内、外侧头之间
	鹤顶	经外奇穴	在膝前区，髌底中点的上方凹陷中
	横骨	足少阴肾经	在下腹部，脐中下 5 寸，前正中线旁开 0.5 寸
	后顶	督脉	在头部，后发际正中直上 5.5 寸
	后溪	手太阳小肠经	在手内侧，第 5 掌指关节尺侧近端赤白肉际凹陷中
	华盖	任脉	在胸部，横平第 1 肋间隙，前正中线上
	滑肉门	足阳明胃经	在上腹部，脐中上 1 寸，前正中线旁开 2 寸
	环跳	足少阳胆经	在臀区，股骨大转子最凸点与骶管裂孔连线上的外 1/3 与 2/3 交点处
	肓门	足太阳膀胱经	在腰区，第 1 腰椎棘突下，后正中线旁开 3 寸
	肓俞	足少阴肾经	在腹中部，脐中旁开 0.5 寸

	穴位名称	所属经脉	定位
H	会阳	足太阳膀胱经	在骶区，尾骨端旁开 0.5 寸
	会阴	任脉	在会阴区。男性在阴囊根部与肛门连线的中点，女性在大阴唇后联合与肛门连线的中点
	会宗	手少阳三焦经	在前臂后区，腕背侧远端横纹上 3 寸，尺骨的桡侧缘
	魂门	足太阳膀胱经	在脊柱区，第 9 胸椎棘突下，后正中线旁开 3 寸
J	箕门	足太阴脾经	在股前区，髌底内侧端与冲门的连线上 1/3 与 2/3 交点，长收肌和缝匠肌交角的动脉搏动处
	极泉	手少阴心经	在腋区，腋窝中央，腋动脉搏动处
	急脉	足厥阴肝经	在腹股沟区，横平耻骨联合上缘，前正中线旁开 2.5 寸处
	脊中	督脉	在脊柱区，第 11 胸椎棘突下凹陷中，后正中线上
	夹承浆	经外奇穴	在面部，承浆穴左右各旁开 1 寸
	夹脊	经外奇穴	在脊柱区，第 1 胸椎至第 5 腰椎棘突下两侧，后正中线旁开 0.5 寸
	颊车	足阳明胃经	在面部，下颌角前上方一横指（中指）
	间使	手厥阴心包经	在前臂前区，腕掌侧远端横纹上 3 寸，掌长肌腱与桡侧腕屈肌腱之间
	肩井	足少阳胆经	在肩胛区，第 7 颈椎棘突与肩峰最外侧点连线的中点
	肩髎	手少阳三焦经	在三角肌区，肩峰角与肱骨大结节两骨间凹陷中
	肩外俞	手太阳小肠经	在脊柱区，第 1 胸椎棘突下，后正中线旁开 3 寸
	肩髃	手阳明大肠经	在肩峰前下方，肩峰与肱骨大结节之间凹陷处
	肩贞	手太阳小肠经	在肩胛区，肩关节后下方，腋后纹头直上 1 寸
	肩中俞	手太阳小肠经	在脊柱区，第 7 颈椎棘突下，后正中线旁开 2 寸
	建里	任脉	在上腹部，脐中上 3 寸，前正中线
	交信	足少阴肾经	在小腿内侧，内踝尖上 2 寸，胫骨内侧缘后际凹陷中
	角孙	手少阳三焦经	在头部，耳尖正对发际处
	解溪	足阳明胃经	在踝区，踝关节前面中央凹陷中，拇长伸肌腱与趾长伸肌腱之间
	金津	经外奇穴	在口腔内，舌下系带左侧的静脉上
	金门	足太阳膀胱经	在足背，外踝前缘直下，第 5 跖骨粗隆后方，骰骨下缘凹陷中

	穴位名称	所属经脉	定位
J	筋缩	督脉	在脊柱区，第9胸椎棘突下凹陷中，后正中线上
	京骨	足太阳膀胱经	在跖区，第5跖骨粗隆前下方，赤白肉际处
	京门	足少阳胆经	在上腹部，第12肋骨游离端下际
	经渠	手太阴肺经	在前臂前区，腕掌侧远端横纹上1寸，桡骨茎突与桡动脉之间
	睛明	足太阳膀胱经	在面部，目内眦内上方眶内侧壁凹陷中
	颈百劳	经外奇穴	在颈部，第7颈椎棘突直上2寸，后正中线旁开1寸
	颈臂	经外奇穴	在锁骨上窝中央至锁骨内侧端之中点
	鸠尾	任脉	在上腹部，剑突下1寸，前正中线上
	居髎	足少阳胆经	在臀区，髂前上棘与股骨大转子最凸点连线的中点处
	巨骨	手阳明大肠经	在肩胛区，锁骨肩峰端与肩胛冈之间凹陷中
	巨髎	足阳明胃经	在面部，横平鼻翼下缘，瞳孔直下
	巨阙	任脉	在上腹部，脐中上6寸，前正中线上
	聚泉	经外奇穴	在口腔内，舌背正中缝的中点处
	厥阴俞	足太阳膀胱经	在脊柱区，第4胸椎棘突下，后正中线旁开1.5寸
K	孔最	手太阴肺经	在前臂前区，腕掌侧远端横纹上7寸，尺泽与太渊连线上
	口禾髎	手阳明大肠经	在面部，横平人中沟上1/3与下2/3交点，鼻孔外缘直下
	库房	足阳明胃经	在胸部，第1肋间隙，前正中线旁开4寸
	髋骨	经外奇穴	在大腿前面下部，当梁丘两旁各1.5寸，一肢2穴
	昆仑	足太阳膀胱经	在踝区，外踝尖与跟腱之间的凹陷中
L	阑尾	经外奇穴	在小腿外侧，髌韧带外侧凹陷下5寸，胫骨前嵴外1横指（中指）
	劳宫	手厥阴心包经	在掌区，横平第3掌指关节近端，第2、3掌骨之间偏于第3掌骨
	蠡沟	足厥阴肝经	在小腿内侧，内踝尖上5寸，胫骨内侧面的中央
	里内庭	经外奇穴	在足底第2、3趾间，与内庭穴相对处
	厉兑	足阳明胃经	在足趾，第2趾末节外侧，趾甲根角侧后方0.1寸（指寸）
	廉泉	任脉	在颈前区，甲状软骨上缘（约相当于喉结处）上方，舌骨上缘凹陷中，前正中线上

	穴位名称	所属经脉	定位
L	梁门	足阳明胃经	在上腹部，脐中上 4 寸，前正中线旁开 2 寸
	梁丘	足阳明胃经	在股前区，髌底上 2 寸，股外侧肌与股直肌肌腱之间
	列缺	手太阴肺经	在前臂，腕掌侧远端横纹上 1.5 寸，拇短伸肌腱与拇长展肌腱之间，拇长展肌腱沟的凹陷
	灵道	手少阴心经	在前臂前区，腕掌侧远端横纹上 1.5 寸，尺侧腕屈肌腱的桡侧缘
	灵台	督脉	在脊柱区，第 6 胸椎棘突下凹陷中，后正中线上
	灵墟	足少阴肾经	在胸部，第 3 肋间隙，前正中线旁开 2 寸
	漏谷	足太阴脾经	在小腿内侧，内踝尖上 6 寸，胫骨内侧缘后际
	颅息	手少阳三焦经	在头部，角孙至翳风沿耳轮弧形连线的上 1/3 下 2/3 交点处
	络却	足太阳膀胱经	在头部，前发际正中直上 5.5 寸，旁开 1.5 寸
M	眉冲	足太阳膀胱经	在头部，额切际直上入发际 0.5 寸
	命门	督脉	在脊柱区，第 2 腰椎棘突下凹陷中，后正中线上
	目窗	足少阳胆经	在头部，前发际上 1.5 寸，瞳孔直上
N	脑户	督脉	在头部，枕外隆凸的上缘凹陷中
	脑空	足少阳胆经	枕外隆凸的上缘外侧，风池直上，约头正中线旁开 2.25 寸，平脑户穴
	臑会	手少阳三焦经	在臂后区，肘尖与肩峰角连线上，约肩峰角下 3 寸，三角肌的后下缘
	臑俞	手太阳小肠经	在肩胛区，腋后纹头直上，肩胛冈下缘凹陷中
	内关	手厥阴心包经	在前臂前区，腕掌侧远端横纹上 2 寸，掌长肌腱与桡侧腕屈肌腱之间
	内踝尖	经外奇穴	在踝区，内踝的最凸起处
	内庭	足阳明胃经	在足背，第 2、3 趾间，趾蹼缘后方赤白肉际处
	内膝眼	经外奇穴	在膝部，髌韧带内侧凹陷处的中央
	内迎香	经外奇穴	在鼻孔内，鼻翼软骨与鼻甲交界的黏膜处
P	膀胱俞	足太阳膀胱经	在骶区，横平第 2 骶后孔，骶正中嵴旁 1.5 寸
	脾俞	足太阳膀胱经	在脊柱区，第 11 胸椎棘突下，后正中线旁开 1.5 寸
	痞根	经外奇穴	在腰区，横平第 1 腰椎棘突下，后正中线旁开 3.5 寸凹陷中
	偏历	手阳明大肠经	在前臂，腕背侧远端横纹上 3 寸，阳溪与曲池连线上

	穴位名称	所属经脉	定位
P	魄户	足太阳膀胱经	在脊柱区，第3胸椎棘突下，后正中线旁开3寸
	仆参	足太阳膀胱经	在跟区，昆仑直下，跟骨外侧，赤白肉际处
Q	期门	足厥阴肝经	在胸部，第6肋间隙，前正中线旁开4寸
	气冲	足阳明胃经	在腹股沟区，耻骨联合上缘，前正中线旁开2寸，动脉搏动处
	气端	经外奇穴	在足十趾尖端，距趾甲游离缘0.1寸（指寸），左右共10个穴位
	气海	任脉	在下腹部，脐中下1.5寸，前正中线上
	气海俞	足太阳膀胱经	在脊柱区，第3腰椎棘突下，后正中线旁开1.5寸
	气户	足阳明胃经	在胸部，锁骨下缘，前正中线旁开4寸
	气舍	足阳明胃经	在胸锁乳突肌区，锁骨上小窝，锁骨胸骨端上缘，胸锁乳突肌的胸骨头与锁骨头中间的凹陷中
	气穴	足少阴肾经	在下腹部，脐中下3寸，前正中线旁开0.5寸
	牵正	经外奇穴	在面部，耳垂前0.5~1寸的压痛处
	前顶	督脉	在头部，前发际正中直上3.5寸
	前谷	手太阳小肠经	在手指，第5掌指关节尺侧远端赤白肉际凹陷中
	强间	督脉	在头部，后发际正中直上4寸
	青灵	手少阴心经	在臂前区，肘横纹上3寸，肱二头肌的内侧沟中
	清泠渊	手少阳三焦经	在臂后区，肘尖与肩峰角连线上，肘尖上2寸
	丘墟	足少阳胆经	在踝区，外踝的前下方，趾长伸肌腱的外侧凹陷中
	球后	经外奇穴	在面部，眶下缘外1/4与内3/4交界处
	曲鬓	足少阳胆经	在头部，耳前鬓角发际后缘与耳尖水平线的交点处
	曲差	足太阳膀胱经	在头部，前发际正中直上0.5寸，旁开1.5寸
	曲池	手阳明大肠经	在肘区，尺泽与肱骨外上髁上连线的中点处
	曲骨	任脉	在下腹部，耻骨联合上缘，前正中线上
	曲泉	足厥阴肝经	在膝部，腘横纹内侧端，半腱肌肌腱内缘凹陷中
	曲垣	手太阳小肠经	在肩胛区，肩胛冈内侧端上缘凹陷中
	曲泽	手厥阴心包经	在肘前区，肘横纹上，肱二头肌腱的尺侧缘凹陷中
	颧髎	手太阳小肠经	在面部，颧骨下缘，目外眦直下凹陷中
	缺盆	足阳明胃经	在颈外侧区，锁骨上大窝，锁骨上缘凹陷中，前正中线旁开4寸

	穴位名称	所属经脉	定位
R	然谷	足少阴肾经	在足内侧，足舟骨粗隆下方，赤白肉际处
	人迎	足阳明胃经	在颈部，横平喉结，胸锁乳突肌前缘，颈总动脉搏动处
	日月	足少阳胆经	在胸部，第7肋间隙，前正中线旁开4寸
	乳根	足阳明胃经	在胸部，第5肋间隙，前正中线旁开4寸
	乳中	足阳明胃经	在胸部，乳头中央
S	三间	手阳明大肠经	在手指，第2掌指关节桡侧近端凹陷中
	三焦俞	足太阳膀胱经	在脊柱区，第1腰椎棘突下，后正中线旁开1.5寸
	三角灸	经外奇穴	在下腹部，以患者两口角之间的长度为一边，作等边三角形，将顶角置于患者脐心，底边呈水平线，两底角处取穴
	三阳络	手少阳三焦经	在前臂后区，腕背侧远端横纹上4寸，尺骨与桡骨间隙中点
	三阴交	足太阴脾经	在小腿内侧，内踝尖上3寸，胫骨内侧缘后际
	商丘	足太阴脾经	在踝区，内踝前下方，舟骨粗隆与内踝尖连线中点凹陷中
	商曲	足少阴肾经	在上腹部，脐中上2寸，前正中线旁开0.5寸
	商阳	手阳明大肠经	在手指，食指末节桡侧，指甲根角侧上方0.1寸（指寸）
	上关	足少阳胆经	在面部，颧弓上缘中央凹陷中
	上巨虚	足阳明胃经	在小腿外侧，犊鼻下6寸，犊鼻与解溪连线上
	上廉	手阳明大肠经	在前臂，肘横纹下3寸，阳溪与曲池连线上
	上髎	足太阳膀胱经	在骶区，正对第1骶后孔中
	上脘	任脉	在上腹部，脐中上5寸，前正中线上
	上星	督脉	在头部，前发际正中直上1寸
	上迎香	经外奇穴	在面部，鼻翼软骨与鼻甲的交界处，近鼻翼沟上端处
	少冲	手少阴心经	在手指，小指末节桡侧，指甲根角侧上方0.1寸（指寸）
	少府	手少阴心经	在手掌，横平第5掌指关节近端，第4、5掌骨之间
	少海	手少阴心经	在肘前区，横平肘横纹，肱骨内上髁前缘
	少商	手太阴肺经	在手指，拇指末节桡侧，指甲根角侧上方0.1寸（指寸）

穴位名称	所属经脉	定位
少泽	手太阳小肠经	在手指，小指末节尺侧，指甲根角侧上方 0.1 寸（指寸）
申脉	足太阳膀胱经	在踝区，外踝尖直下，外踝下缘与跟骨之间凹陷中
身柱	督脉	在脊柱区，第 3 胸椎棘突下凹陷中，后正中线上
神藏	足少阴肾经	在胸部，第 2 肋间隙，前正中线旁开 2 寸
神道	督脉	在脊柱区，第 5 胸椎棘突下凹陷中，后正中线上
神封	足少阴肾经	在胸部，第 4 肋间隙，前正中线旁开 2 寸
神门	手少阴心经	在腕前区，腕掌侧远端横纹尺侧端，尺侧腕屈肌腱的桡侧缘
神阙	任脉	在脐区，脐中央
神堂	足太阳膀胱经	在脊柱区，第 5 胸椎棘突下，后正中线旁开 3 寸
神庭	督脉	在头部，前发际正中直上 0.5 寸
肾俞	足太阳膀胱经	在脊柱区，第 2 腰椎棘突下，后正中线旁开 1.5 寸
十七椎	经外奇穴	在腰区，第 5 腰椎棘突下凹陷中
十宣	经外奇穴	在手指，十指尖端，距指甲游离缘 0.1 寸（指寸），左右共 10 穴
石关	足少阴肾经	在上腹部，脐中上 3 寸，前正中线旁开 0.5 寸
石门	任脉	在下腹部，脐中下 2 寸，前正中线上
食窦	足太阴脾经	在胸部，第 5 肋间隙，前正中线旁开 6 寸
手三里	手阳明大肠经	在前臂，肘横纹下 2 寸，阳溪与曲池连线上
手五里	手阳明大肠经	在臂部，肘横纹上 3 寸，曲池与肩髃连线上
束骨	足太阳膀胱经	在跖区，第 5 跖趾关节的近端，赤白肉际处
俞府	足少阴肾经	在胸部，锁骨下缘，前正中线旁开 2 寸
率谷	足少阳胆经	在头部，耳尖直上入发际 1.5 寸
水道	足阳明胃经	在下腹部，脐中下 3 寸，前正中线旁开 2 寸
水分	任脉	在上腹部，脐中上 1 寸，前正中线上
水沟	督脉	在面部，人中沟的上 1/3 与中 1/3 交点处
水泉	足少阴肾经	在跟区，太溪直下 1 寸，跟骨结节内侧凹陷中
水突	足阳明胃经	在颈部，横平环状软骨，胸锁乳突肌的前缘
丝竹空	手少阳三焦经	在面部，眉梢凹陷中
四白	足阳明胃经	在面部，眶下孔处
四渎	手少阳三焦经	在前臂后区，肘尖下 5 寸，尺骨与桡骨间隙中点

左侧栏标注：S

图解妇科常见病中医外治法

	穴位名称	所属经脉	定位
S	四缝	经外奇穴	在手指，第 2~5 指掌面的近侧指间关节横纹的中央，一手 4 穴
	四满	足少阴肾经	在下腹部，脐中下 2 寸，前正中线旁开 0.5 寸
	四神聪	经外奇穴	在头部，百会前后左右各旁开 1 寸，共 4 穴
	素髎	督脉	在面部，鼻尖的正中央
T	太白	足太阴脾经	在跖区，第 1 跖趾关节近端赤白肉际凹陷中
	太冲	足厥阴肝经	在足背，第 1、2 跖骨间，跖骨底结合部前方凹陷中，或触及动脉搏动
	太溪	足少阴肾经	在踝区，内踝尖与跟腱之间的凹陷中
	太阳	经外奇穴	在头部，眉梢与目外眦之间，向后约一横指的凹陷中
	太乙	足阳明胃经	在上腹部，脐中上 2 寸，前正中线旁开 2 寸
	太渊	手太阴肺经	在腕前区，桡骨茎突与腕舟状骨之间，拇长展肌腱尺侧凹陷中
	陶道	督脉	在脊柱区，第 1 胸椎棘突下凹陷中，后正中线上
	提托	经外奇穴	在下腹部，脐下 3 寸，前正中线旁开 1.5 寸
	天池	手厥阴心包经	在胸部，第 4 肋间隙，前正中线旁开 5 寸
	天冲	足少阳胆经	在头部，耳根后缘直上，入发际 2 寸
	天窗	手太阳小肠经	在颈部，横平甲状软骨上缘（约相当于喉结处），胸锁乳突肌的后缘
	天鼎	手阳明大肠经	在颈部，横平环状软骨，胸锁乳突肌后缘
	天府	手太阴肺经	在臂前区，腋前纹头下 3 寸，肱二头肌桡侧缘处
	天井	手少阳三焦经	在肘后区，肘尖上 1 寸凹陷中
	天髎	手少阳三焦经	在肩胛区，肩胛骨上角骨际凹陷中
	天泉	手厥阴心包经	在臂前区，腋前纹头下 2 寸，肱二头肌的长、短头之间
	天容	手太阳小肠经	在颈部，下颌角后方，胸锁乳突肌的前缘凹陷中
	天枢	足阳明胃经	在腹部，横平脐中，前正中线旁开 2 寸
	天突	任脉	在颈前区，胸骨上窝中央，前正中线上
	天溪	足太阴脾经	在胸部，第 4 肋间隙，前正中线旁开 6 寸
	天牖	手少阳三焦经	在肩胛区，横平下颌角，胸锁乳突肌的后缘凹陷中
	天柱	足太阳膀胱经	在颈后区，横平第 2 颈椎棘突上际，斜方肌外缘凹陷中

	穴位名称	所属经脉	定位
T	天宗	手太阳小肠经	在肩胛区，肩胛冈中点与肩胛骨下角连线上 1/3 与 2/3 交点凹陷中
	条口	足阳明胃经	在小腿外侧，犊鼻下 8 寸，犊鼻与解溪连线上
	听宫	手太阳小肠经	在面部，耳屏正中与下颌骨髁突之间的凹陷中
	听会	足少阳胆经	在面部，耳屏间切迹与下颌骨髁突之间的凹陷中
	通里	手少阴心经	在前臂前区，腕掌侧远端横纹上 1 寸，尺侧腕屈肌腱的桡侧缘
	通天	足太阳膀胱经	在头部，前发际正中直上 4.0 寸，旁开 1.5 寸
	瞳子髎	足少阳胆经	在面部，目外眦外侧 0.5 寸凹陷中
	头临泣	足少阳胆经	在头部，前发际上 0.5 寸，瞳孔直上
	头窍阴	足少阳胆经	在头部，耳后乳突的后上方，当天冲与完骨的弧形连线（其弧度与耳郭弧度相应）的上 2/3 与下 1/3 交点处
	头维	足阳明胃经	在头部，额角发际直上 0.5 寸，头正中线旁开 4.5 寸处
W	外关	手少阳三焦经	在前臂后区，腕背侧远端横纹上 2 寸，尺骨与桡骨间隙中点
	外踝尖	经外奇穴	在踝区，外踝的最凸起处
	外劳宫	经外奇穴	在手背第 2、3 掌骨间，掌指关节后 0.5 寸（指寸）凹陷中
	外陵	足阳明胃经	在下腹部，脐中下 1 寸，前正中线旁开 2 寸
	外丘	足少阳胆经	在小腿外侧，外踝尖上 7 寸，腓骨前缘
	完骨	足少阳胆经	在头部，耳后乳突的后下方凹陷中
	腕骨	手太阳小肠经	在腕区，第 5 掌骨基底与三角骨之间的赤白肉际凹陷处中
	维道	足少阳胆经	在下腹部，髂前上棘内下 0.5 寸
	委阳	足太阳膀胱经	在膝部，腘横纹上，股二头肌腱内侧缘
	委中	足太阳膀胱经	在膝后区，腘横纹中点
	胃仓	足太阳膀胱经	在脊柱区，第 12 胸椎棘突下，后正中线旁开 3 寸
	胃脘下俞	经外奇穴	在脊柱区，横平第 8 胸椎棘突下，后正中线旁开 1.5 寸
	胃俞	足太阳膀胱经	在脊柱区，第 12 胸椎棘突下，后正中线旁开 1.5 寸
	温溜	手阳明大肠经	在前臂，腕横纹上 5 寸，阳溪与曲池连线上
	屋翳	足阳明胃经	在胸部，第 2 肋间隙，前正中线旁开 4 寸

	穴位名称	所属经脉	定位
W	五处	足太阳膀胱经	在头部，前发际正中直上 1.0 寸，旁开 1.5 寸
	五枢	足少阳胆经	在下腹部，横平脐下 3 寸，髂前上棘内侧
X	膝关	足厥阴肝经	在膝部，胫骨内侧髁的下方，阴陵泉后 1 寸
	郄门	手厥阴心包经	在前臂前区，腕掌侧远端横纹上 5 寸，掌长肌腱与桡侧腕屈肌腱之间
	膝眼	经外奇穴	屈膝，在髌韧带两侧凹陷处，在内侧的称内膝眼，在外侧的称外膝眼
	膝阳关	足少阳胆经	在膝部，股骨外上髁后上缘，股二头肌腱与髂胫束之间的凹陷中
	侠白	手太阴肺经	在臂前区，腋前纹头下 4 寸，肱二头肌桡侧缘处
	侠溪	足少阳胆经	在足背，第 4、5 趾间，趾蹼缘后方赤白肉际处
	下关	足阳明胃经	在面部，颧弓下缘中央与下颌切迹之间凹陷处
	下极俞	经外奇穴	在腰区，当后正中线上，第 3 腰椎棘突下
	下巨虚	足阳明胃经	在小腿外侧，犊鼻下 9 寸，犊鼻与解溪连线上
	下廉	手阳明大肠经	在前臂，肘横纹下 4 寸，阳溪与曲池连线上
	下髎	足太阳膀胱经	在骶区，正对第 4 骶后孔中
	下脘	任脉	在上腹部，脐中上 2 寸，前正中线上
	陷谷	足阳明胃经	在足背，第 2、3 跖骨间，第 2 跖趾关节近端凹陷中
	消泺	手少阳三焦经	在臂后区，肘尖与肩峰角连线上，肘尖上 5 寸
	小肠俞	足太阳膀胱经	在骶区，横平第 1 骶后孔，骶正中嵴旁 1.5 寸
	小骨空	经外奇穴	在手指，小指背面，近侧指间关节的中点处
	小海	手太阳小肠经	在肘后区，尺骨鹰嘴与肱骨内上髁之间凹陷中
	心俞	足太阳膀胱经	在脊柱区，第 5 胸椎棘突下，后正中线旁开 1.5 寸
	新设	经外奇穴	在第 3、4 颈椎之间，后正中线旁开 1.5 寸
	囟会	督脉	在头部，前发际正中直上 2 寸
	胸乡	足太阴脾经	在胸部，第 3 肋间隙，前正中线旁开 6 寸
	悬厘	足少阳胆经	在头部，从头维至曲鬓的弧形连线（其弧度与鬓发弧度相应）的上 3/4 与下 1/4 的交点处
	悬颅	足少阳胆经	在头部，从头维至曲鬓的弧形连线（其弧度与鬓发弧度相应）的中点处
	悬枢	督脉	在脊柱区，第 1 腰椎棘突下凹陷中，后正中线上
	悬钟	足少阳胆经	在小腿外侧，外踝尖上 3 寸，腓骨前缘

	穴位名称	所属经脉	定位
X	璇玑	任脉	在胸部，胸骨上窝下 1 寸，前正中线上
	血海	足太阴脾经	在股前区，髌底内侧端上 2 寸，股内侧肌隆起处
	血压点	经外奇穴	在第 6、7 颈椎棘突之间，后正中线旁开 2 寸
Y	哑门	督脉	在颈后区，第 2 颈椎棘突上际凹陷中，后正中线上
	阳白	足少阳胆经	在头部，眉上一寸，瞳孔直上
	阳池	手少阳三焦经	在腕后区，腕背侧远端横纹上，指伸肌腱的尺侧缘凹陷中
	阳辅	足少阳胆经	在小腿外侧，外踝尖上 4 寸，腓骨前缘
	阳纲	足太阳膀胱经	在脊柱区，第 10 胸椎棘突下，后正中线旁开 3 寸
	阳谷	手太阳小肠经	在腕后区，尺骨茎突与三角骨之间的凹陷中
	阳交	足少阳胆经	在小腿外侧，外踝尖上 7 寸，腓骨后缘
	阳陵泉	足少阳胆经	在小腿外侧，腓骨头前下方凹陷中
	阳溪	手阳明大肠经	在腕区，腕背侧远端横纹桡侧，桡骨茎突远端，解剖学"鼻烟窝"凹陷中
	养老	手太阳小肠经	在前臂后区，腕背横纹上 1 寸，尺骨头桡侧凹陷中
	腰奇	经外奇穴	在骶区，尾骨端直上 2 寸，骶角之间凹陷中
	腰俞	督脉	在骶区，正对骶管裂孔，后正中线上
	腰痛点	经外奇穴	在手背，第 2、3 掌骨间及第 4、5 掌骨间，腕背侧远端横纹与掌指关节的中点处
	腰眼	经外奇穴	在腰区，横平第 4 腰椎棘突下，后正中线旁开 3.5 寸凹陷中
	腰阳关	督脉	在脊柱区，第 4 腰椎棘突下凹陷中，后正中线上
	腰宜	经外奇穴	在腰区，第 4 腰椎棘突下，后正中线旁开 3 寸
	液门	手少阳三焦经	在手背，第 4、5 指间，指蹼缘后方赤白肉际处
	譩譆	足太阳膀胱经	在脊柱区，第 6 胸椎棘突下，后正中线旁开 3 寸
	意舍	足太阳膀胱经	在脊柱区，第 11 胸椎棘突下，后正中线旁开 3 寸
	翳风	手少阳三焦经	在颈部，耳垂后方，乳突下端前方凹陷中
	翳明	经外奇穴	在颈部，翳风后 1 寸
	阴包	足厥阴肝经	在股前区，髌底上 4 寸，股薄肌与缝匠肌之间
	阴都	足少阴肾经	在上腹部，脐中上 4 寸，前正中线旁开 0.5 寸
	阴谷	足少阴肾经	在膝后区，腘横纹上，半腱肌肌腱外侧缘
	阴交	任脉	在下腹部，脐中下 1 寸，前正中线上

	穴位名称	所属经脉	定位
Y	阴廉	足厥阴肝经	在股前区，气冲直下 2 寸
	阴陵泉	足太阴脾经	在小腿内侧，胫骨内侧髁下缘与胫骨内侧缘之间的凹陷中
	阴市	足阳明胃经	在股前区，髌底上 3 寸，股直肌肌腱外侧缘
	阴郄	手少阴心经	在前臂前区，腕掌侧远端横纹上 0.5 寸，尺侧腕屈肌腱的桡侧缘
	殷门	足太阳膀胱经	在股后区，臀沟下 6 寸，股二头肌与半腱肌之间
	龈交	督脉	在上唇内，上唇系带与上牙龈的交点
	隐白	足太阴脾经	在足趾，大趾末节内侧，趾甲根角侧后方 0.1 寸（指寸）
	印堂	督脉	在头部，两眉毛内侧端中间的凹陷中
	膺窗	足阳明胃经	在胸部，第 3 肋间隙，前正中线旁开 4 寸
	迎香	手阳明大肠经	在面部，鼻翼外缘中点，鼻唇沟中
	涌泉	足少阴肾经	在足底，屈足卷趾时足心最凹陷处
	幽门	足少阴肾经	在上腹部，脐中上 6 寸，前正中线旁开 0.5 寸
	鱼际	手太阴肺经	在手外侧，第 1 掌骨桡侧中点赤白肉际处
	鱼腰	经外奇穴	在头部，瞳孔直上，眉毛中
	玉堂	任脉	在胸部，横平第 3 肋间隙，前正中线上
	玉液	经外奇穴	在口腔内，舌下系带右侧的静脉上
	玉枕	足太阳膀胱经	在头部，后发际正中直上 2.5 寸，旁开 1.3 寸
	彧中	足少阴肾经	在胸部，第 1 肋间隙，前正中线旁开 2 寸
	渊腋	足少阳胆经	在胸外侧区，第 4 肋间隙中，在腋中线上
	云门	手太阴肺经	在胸部，锁骨下窝凹陷中，肩胛骨喙突内缘，前正中线旁开 6 寸
Z	章门	足厥阴肝经	在侧腹部，第 11 肋游离端的下际
	照海	足少阴肾经	在踝区，内踝尖下 1 寸，内踝下缘边际凹陷中
	辄筋	足少阳胆经	在胸外侧区，第 4 肋间隙中，腋中线前 1 寸
	正营	足少阳胆经	在头部，前发际上 2.5 寸，瞳孔直上
	支沟	手少阳三焦经	在前臂后区，腕背侧远端横纹上 3 寸，尺骨与桡骨间隙中点
	支正	手太阳小肠经	在前臂后区，腕背侧远端横纹上 5 寸，尺骨尺侧与尺侧腕屈肌之间
	至阳	督脉	在脊柱区，第 7 胸椎棘突下凹陷中，后正中线上

图解妇科常见病中医外治法

穴位名称	所属经脉	定位
至阴	足太阳膀胱经	在足趾，小趾末节外侧，趾甲根角侧后方 0.1 寸（指寸）
志室	足太阳膀胱经	在腰区，第 2 腰椎棘突下，后正中线旁开 3 寸
秩边	足太阳膀胱经	在骶区，横平第 4 骶后孔，骶正中嵴旁开 3 寸
中冲	手厥阴心包经	在手指，中指末端最高点
中都	足厥阴肝经	在小腿内侧，内踝尖上 7 寸，胫骨内侧面的中央
中渎	足少阳胆经	在股部，腘横纹上 7 寸，髂胫束后缘
中封	足厥阴肝经	在踝区，内踝前，胫骨前肌腱的内侧缘凹陷处
中府	手太阴肺经	在胸部，横平第 1 肋间隙，锁骨下窝外侧，前正中线旁开 6 寸
中极	任脉	在下腹部，脐中下 4 寸，前正中线上
中魁	经外奇穴	在手指，中指背面，近侧指间关节的中点处
中髎	足太阳膀胱经	在骶区，正对第 3 骶孔中
中膂俞	足太阳膀胱经	在骶区，横平第 3 骶后孔，骶正中嵴旁 1.5 寸
中泉	经外奇穴	在腕背侧横纹中，当指总伸肌腱桡侧的凹陷处
中枢	督脉	在脊柱区，第 10 胸椎棘突下凹陷中，后正中线上
中庭	任脉	在胸部，剑突尖所在处，前正中线上
中脘	任脉	在上腹部，脐中上 4 寸，前正中线上
中渚	手少阳三焦经	在手背，第 4、5 掌骨间，掌指关节近端凹陷中
中注	足少阴肾经	在下腹部，脐中下 1 寸，前正中线旁开 0.5 寸
周荣	足太阴脾经	在胸部，第 2 肋间隙，前正中线旁开 6 寸
肘尖	经外奇穴	在肘后区，尺骨鹰嘴的尖端
肘髎	手阳明大肠经	在肘区，肱骨外上髁上缘，髁上嵴的前缘
筑宾	足少阴肾经	在小腿内侧，太溪直上 5 寸，比目鱼肌与跟腱之间
子宫	经外奇穴	在下腹部，脐中下 4 寸，前正中线旁开 3 寸
紫宫	任脉	在胸部，横平第 2 肋间隙，前正中线上
足临泣	足少阳胆经	在足背，第 4、5 跖骨底结合部的前方，第 5 趾长伸肌腱外侧凹陷中
足窍阴	足少阳胆经	在足趾，第 4 趾末节外侧，趾甲根角侧后方 0.1 寸（指寸）
足三里	足阳明胃经	在小腿前外侧，犊鼻下 3 寸，犊鼻与解溪连线上
足通谷	足太阳膀胱经	在足趾，第 5 跖趾关节的远端，赤白肉际处
足五里	足厥阴肝经	在股前区，气冲直下 3 寸，动脉搏动处

（左侧栏：Z）